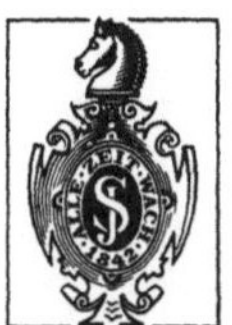

C. Burri F. W. Ahnefeld

Cava-Katheter

Unter Mitarbeit von
K. H. Altemeyer B. Gorgass
O. Haferkamp D. Heitmann
G. Krischak P. Lintner
A. Ott H. H. Pässler E. Plank
D. Spilker W. Stotz

Mit 54 Abbildungen

Springer-Verlag Berlin Heidelberg GmbH 1977

Professor Dr. Caius Burri
Abteilung für Unfallchirurgie des Zentrums
für Operative Medizin der Universität
Steinhövelstraße 9
7900 Ulm (Donau)

Professor Dr. Friedrich Wilhelm Ahnefeld
Department für Anästhesiologie des Zentrums
für Interdisziplinäre Medizinische Einheiten
der Universität
Steinhövelstraße 9
7900 Ulm (Donau)

ISBN 978-3-540-08190-6   ISBN 978-3-662-06223-4 (eBook)
DOI 10.1007/978-3-662-06223-4

2124/3140-543210

Vorwort

Die Anwendung eines Cava-Katheters gehört heute in den Bereichen
der Notfall- und der Intensivmedizin zu den Routineverfahren. Ganz
allgemein betrachtet, ist diese Form des Zuganges zum Gefäßsystem
bei Notfällen auch noch im schweren Schock möglich, um die lebens-
rettende Volumensubstitution zu sichern, oder aber sie erlaubt bei In-
tensivtherapie-Patienten die heute übliche Langzeitinfusionstherapie,
insbesondere die kontinuierliche Zufuhr hyperosmolarer Nährlösungen
im Rahmen der für diese Patienten lebenserhaltenden parenteralen Ernährung. In beiden Bereichen erschließen wir uns damit gleichzeitig
eine der wichtigsten diagnostischen Möglichkeiten zur Beurteilung der
Kreislaufverhältnisse in Form der Registrierung des zentralvenösen
Druckes. Diesen unbestreitbaren Vorteilen stehen aber Gefahren gegenüber, die alle invasiven Methoden beinhalten. Nachdem ausreichen-
de Erfahrungen und sorgfältige statistische Beurteilungen vorliegen,
entsteht die Aufgabe, eine erneute Zwischenbilanz vorzulegen. Während noch vor wenigen Jahren die Anwendung des zentralvenösen Zuganges propagiert werden mußte, um damit neue therapeutische und
diagnostische Wege zu erschließen, ist es jetzt an der Zeit, die Indikationsstellung zu überprüfen und neu zu formulieren. Dabei gilt der
Grundsatz, daß bei Anwendung des Cava-Katheters in jedem Einzelfall zwischen erhofften Vorteilen und möglichen Komplikationen abzuwägen ist. Die kritische Bestandsaufnahme muß zudem eine Bewertung
der Techniken, der Zugangswege und schließlich des Kathetermaterials
enthalten. Mit dieser Arbeit wird das Ergebnis einer solchen Bilanz
vorgelegt. Jeder Arzt erhält damit die Möglichkeit einer umfassenden
Information und die Voraussetzungen für eine kritische Überprüfung
der in seinem Bereich gültigen Grundsätze.

Ulm, im September 1977   C. BURRI
                                                        F. W. AHNEFELD

Inhaltsverzeichnis

Liste der Mitarbeiter

Altemeyer, K. H., Department für Anästhesiologie des Zentrums für Interdisziplinäre Medizinische Einheiten der Universität Ulm

Gorgass, B., Rettungszentrum Bundeswehrkrankenhaus Ulm / Department für Anästhesiologie der Universität Ulm

Haferkamp, O., Abteilung für Pathologie der Universität Ulm

Heitmann, D., Abteilung für Anästhesie und operative Intensivtherapie des Kreiskrankenhauses Heidenheim

Krischak, G., Abteilung für Unfallchirurgie des Zentrums für Operative Medizin der Universität Ulm

Lintner, P., Abteilung für Unfallchirurgie des Zentrums für Operative Medizin der Universität Ulm

Ott, A., Anästhesie-Abteilung der Städt. Krankenanstalten Nürnberg

Pässler, H. H., Abteilung für Chirurgie des St. Vincenz-Krankenhaus Hanau/a. M.

Plank, E., Abteilung für Unfallchirurgie des Zentrums für Operative Medizin der Universität Ulm

Spilker, D., Department für Anästhesiologie des Zentrums für Interdisziplinäre Medizinische Einheiten der Universität Ulm

Stotz, W., Department für Anästhesiologie des Zentrums für Interdisziplinäre Medizinische Einheiten der Universität Ulm/Bundeswehrkrankenhaus Ulm

I. Einleitung

Als Forssmann (169) 1929 über seine Selbstversuche, das rechte Herz mit einem Gummikatheter zu sondieren, berichtete, rief er damit in der Fachwelt Unverständnis und Ablehnung hervor. Solche Versuche am Menschen erschienen zu gefährlich und nicht vertretbar. Forssmanns damaliger Chef verbot ihm die Fortsetzung seiner Untersuchungen, Jahrzehnte später aber wurde er durch die Verleihung des Nobel-Preises für seinen Wagemut geehrt. In den letzten zwanzig Jahren hat die Sondierung des Herzens und des zentralen Gefäßsystems eine eindrückliche Entwicklung genommen. Die Katheterisierung der Hohlvenen, des rechten Herzens und der Arteria pulmonalis ist heute nicht mehr kardiologischen Spitzenzentren vorbehalten, sondern wird in weiten Bereichen angewendet. Der Cava-Katheter gehört heute zur selbstverständlichen Routine bei der Überwachung und Behandlung, nicht nur von Schwerkranken auf Intensivstationen.

Diese Entwicklung geht auf die Veröffentlichungen von Meyers (340) und Zimmermann (496) 1945 zurück, die den Venenkatheter zur parenteralen Ernährung von Kindern empfahlen. In der unmittelbaren Folge blieb der Gebrauch dieses medizinischen Gerätes auf wenige Kliniken beschränkt. 1958 berichteten Gritsch und Ballinger (201) über die erfolgreiche Verwendung eines bestimmten Kathetermodells an 1000 eigenen Patienten und über den Verbrauch von über 500 000 PVC-Kathetern in den Vereinigten Staaten und anderen Ländern. In Europa veröffentlichte 1961 Opderbecke (364) seine ersten Erfahrungen an 150 Patienten mit Basilica-Kathetern, wobei dieser Autor bereits auf den heute geforderten zentralen Sitz der Katheterspitze aufmerksam machte. Von diesem Zeitpunkt an setzte eine rasche Verbreitung des Cava-Katheters ein, die im letzten Jahrzehnt enorme Ausmaße angenommen hat.

Diese Ausweitung in den letzten Jahren hat im wesentlichen drei Gründe:

Zum einen sind die physiologischen und pathophysiologischen Grundlagen erarbeitet worden — im deutschen Sprachraum vor allem von der Gruppe um Allgöwer (4, 5, 80, 81, 82, 83, 84, 86, 87), die die Interpretation gemessener ZVD-Werte und damit daraus zu ziehende therapeutische Konsequenzen möglich gemacht haben.

Zum zweiten hat in den letzten Jahren die parenterale Ernährung zunehmende Bedeutung und Verbreitung erlangt (2, 59, 74, 75, 96, 102, 128, 132, 135, 161, 191, 205, 216, 226, 311, 365, 385, 388, 390, 395, 399).

Schließlich ist zum Einführen eines Cava-Katheters durch die auf dem Markt befindlichen Sets keine Venaesectio mehr notwendig, die Katheter können von Geübten ohne großen technischen, personellen und zeitlichen Aufwand eingeführt werden (41, 58, 79, 89, 119, 160, 235, 267, 268, 418).

Durch diese Entwicklung sind die Grenzen für die Indikationsstellung zum Einführen eines Cava-Katheters nicht nur immer weiter gesteckt, sie sind auch zunehmend verwischt worden. Wir sind heute an einem Punkt angelangt, wo es nicht mehr darum geht, den Cava-Katheter zu propagieren, sondern im Hinblick auf die möglichen schweren und gelegentlich sogar tödlichen Komplikationen seine kritische Indikationsstellung zu betonen.

Bei der Anwendung eines Cava-Katheters ist in jedem Einzelfall zwischen erhofftem Vorteil und möglichen Komplikationen abzuwägen.

Aufgrund einer eigenen, 1971 veröffentlichten Studie (88), an der neun europäische Kliniken, ebensoviele bakteriologische und pathologische Institute teilgenommen hatten, und der seit dieser Zeit aus der Literatur und eigener Erfahrung gewonnenen Erkenntnisse, soll hier — unter besonderer Berücksichtigung von katheterbedingten Komplikationen — versucht werden, die Indikationen des Cava-Katheters abzustecken, kritisch über Alternativen und mögliche Zugangswege zur Vena cava superior Stellung zu nehmen, sowie Aussagen über Kathetermaterial, Modelle, wie auch über die Pflege des Cava-Katheters zu erarbeiten.

II. Indikationen für den Cava-Katheter

A. Der Cava-Katheter in der Notfallsituation

Auch heute noch wird der Cava-Katheter vielerorts nur im innerklinischen Bereich angewendet. In Regionen mit einem gut ausgebauten Notarztdienst, der als verlängerter Arm der Klinik schon am Notfallort seine Tätigkeit aufnimmt, wird die sachgerechte Therapie bereits hier eingeleitet (Tabelle 1). Unter den Bedingungen der vorklinischen Versorgung sind spezielle, in der Regel erschwerende Umstände besonders zu berücksichtigen:
Traumatische Notfälle und akute, lebensbedrohliche Situationen aus allen Bereichen der Medizin, Formen des akuten Kreislaufversagens, Intoxikationen, anaphylaktische oder anaphylaktoide Zwischenfälle, erfordern in der Regel eine sofortige intravenöse Zufuhr potenter Medikamente und entsprechender Infusionslösungen. Eine zusätzliche, dem Kliniker unbekannte Indikation für die Punktion zentraler Venen, ist die Unzulänglichkeit der Armvenen bei Eingeklemmten oder Verschütteten (AHNEFELD et al., 3; GORGASS, 194).
Die Wahrscheinlichkeit der späteren intensivmedizinischen Nachbehandlung mit ihren Besonderheiten, zentrale Venendruckmessung, parenterale Ernährung, usw., stellt im Notfall nur eine relative Indikation für den Katheterismus der Vena cava dar, wenn die Punktion einer geeigneten peripheren Vene möglich ist.
Die Einschränkung dieser relativen Indikation beruht vorwiegend auf der Tatsache, daß die Punktion von peripheren Venen, die Fixation der Verweilkanüle und das Ingangsetzen der Infusion bzw. Medikamentenapplikation nur geringere Zeit in Anspruch nehmen und besonders dann, wenn weitere notfallmedizinische Maßnahmen, wie Beatmung und/oder Herzmassage, sofort erforderlich sind, da auch einem Erfahrenen frustrane Punktionen zentraler Venen in einem bestimmten Prozentsatz unterlaufen. Diese Grundsätze sind auch für die entsprechenden Situationen am außerklinischen Notfallort zu beachten.
Am Unfall- oder Notfallort kommen als Zugangswege für den Cava-Katheter die Vena subclavia bzw. brachiocephalica/anonyma, die Jugularis interna, die Jugularis externa und die Vena basilica in Frage.
Da die Punktion der Vena femoralis wegen der hohen Spätkomplikationsrate auch in der Routinebehandlung kaum mehr durchgeführt und damit auch unter Ruhebedingungen nicht mehr geübt werden sollte, ist diese theoretische Möglichkeit im Hinblick auf die Notfalltherapie zu vernachlässigen (BURRI u. GASSER 88).
In der Notfallsituation kommt dem Faktor Zeit überragende Bedeutung zu: Es ist deshalb

Tabelle 1. Indikationen des Cava-Katheters in Notfallsituationen

---

1. *Notwendigkeit schneller intravenöser Medikamentenapplikation, Infusion und Schrittmacherimplantation*
   bei – Kreislaufstillstand
   – Anaphylaktischen Reaktionen
   – Anaphylaktoiden Reaktionen
   – Toxischen Reaktionen
   – Volumenverlust

2. *Fehlende Möglichkeiten zur Punktion peripherer Venen*
   bei – Gefäßkollaps
   – Thrombose
   – Adipositas
   – Unzugänglichkeit

---

demjenigen Zugangsweg zur Cava superior der Vorzug zu geben, der, bei einer möglichst hohen Trefferquote, den geringsten Zeitaufwand erfordert.

Die Schaffung eines Zuganges zum Hohlvenensystem über die Venen der Armbeuge dauert in jedem Falle, auch dann, wenn der Katheter ohne Widerstand vorgeschoben werden kann, länger als über die Venen des Halses und die Subclavia. Die Tatsache, daß das Vorschieben des Katheters nach erfolgreicher Punktion der Vena basilica und besonders der Vena cephalica in einem erheblichen Prozentsatz Schwierigkeiten bereitet, und das Weiterführen des Katheters erst nach Injektion von Infusionslösung oder Abduktion und Außenrotation des Armes möglich ist, schränkt die Zweckmäßigkeit dieser Punktionsstellen für den akuten Notfall zusätzlich ein.

Vor- und Nachteile der übrigen Zugangswege sollen nun nach den Gesichtspunkten Treffsicherheit und Zeitbedarf abgewogen werden:

Die Treffsicherheit eines Verfahrens hängt zum einen von den vorgegebenen anatomischen Bedingungen des Zugangsweges und zusätzlichen individuellen Abweichungen ab, zu einem wesentlichen Teil wird sie aber von der Technik und dem Erfahrungsstand des Arztes beeinflußt (Abb. 1).

Über die Treffsicherheit werden in Kapitel IV (Zugangswege zur Vena cava superior) klar definierte Aussagen gemacht. Aufgrund vergleichbarer Angaben aus Literatur und unserer

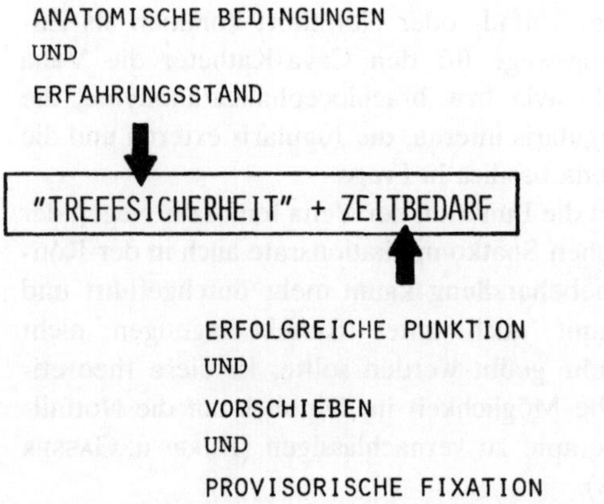

ANATOMISCHE BEDINGUNGEN
UND
ERFAHRUNGSSTAND

"TREFFSICHERHEIT" + ZEITBEDARF

ERFOLGREICHE PUNKTION
UND
VORSCHIEBEN
UND
PROVISORISCHE FIXATION

Abb. 1. Kriterien für den Zugangsweg zur Vena cava bei Notfällen

Erfahrung sei jedoch bereits an dieser Stelle die Reihenfolge Vena jugularis interna, Vena subclavia und Vena jugularis externa festgehalten.

Bei der Wertung verschiedener Zugangswege ist, wie erwähnt, als zweites Kriterium der reine Zeitbedarf für die erfolgreiche Punktion, das Vorschieben der Katheterspitze und die provisorische Fixation für die Notfallversorgung entscheidend.

Nach Erfahrungen des Rettungszentrums Ulm können für die drei verbliebenen Zugangswege folgende Erfahrungswerte eingesetzt werden:
Vena subclavia   unter 1 Minute
Vena jugularis interna   über 1 Minute und
Vena jugularis externa   bedeutend über 1 Minute.

Unter den beschriebenen Voraussetzungen seien die drei in Frage kommenden Zugangswege zusammengefaßt dargestellt:

a) Die Punktion der Vena subclavia: Trotz der auf den ersten Blick relativ niedrigen Treffsicherheit, wie sie in unserer Studie (88) beschrieben ist, erweist sich nach Auffassung der Notfallärzte des Ulmer Rettungszentrums dieser Punktionsweg unter akuten Notfallbedingungen als der geeignete.
Begründung:
1. Bei mehreren gleich- oder notfalls wechselseitigen Punktionen liegt die Treffsicherheit nach Angaben aus der Literatur bei 93%.
2. Der eigentliche Zeitbedarf der erfolgreichen Punktion bis zum Beginn der Medikamentenapplikation bzw. Infusion liegt unter oder um 1 Minute.

b) Die Punktion der Vena jugularis interna: Das Verfahren der Punktionen der Vena jugularis interna besticht durch hohe Treffsicherheit. Unter Berücksichtigung eines Seitenwechsels wird eine Erfolgsquote von über 95% erreicht. Obwohl weiterhin die geringe Rate schwerwiegender Komplikationen dieses Zugangsweges beeindruckt, sind folgende Nachteile und Erschwernisse für die Notfalltherapie zu berücksichtigen:
1. Voraussetzung für eine erfolgreiche Punktion ist die sorgfältige palpatorische Identifizierung der Arteria carotis. Diese Conditio ist

aber bei Schwerstschockierten, bei Unruhigen und bei Patienten im Kreislaufstillstand trotz oder gerade wegen der Reanimationsmaßnahmen nicht immer mit genügender Sicherheit zu realisieren.

2. Zur sorgfältigen Palpation des Gefäßstranges bedarf es in jedem Falle eines größeren Zeitaufwandes als zur rein topographischen Festlegung von Punktionspunkt und Punktionsrichtung bei anderen Verfahren. Der Zeitaufwand für diesen Zugangsweg liegt höher als bei demjenigen über die Vena subclavia.

c) Die Punktion der Vena jugularis externa:
Bei der Bewertung des Zuganges zum Hohlvenensystem über die Vena jugularis externa sind zwei gegensätzliche Gesichtspunkte zu bedenken:

1. die in fast allen Notfällen bei entsprechender Lagerung des Patienten mögliche Punktion und kurzstreckige Kanülierung bis in Claviculanähe,

2. der hohe Anteil, in dem das weitere Vorschieben des Katheters Schwierigkeiten bereitet, oder die Punktion mißlingt.

Die aus unserer Studie (88) hervorgehende geringe Treffsicherheit dieser Punktionsstelle sowie die hohe Zahl von Fällen, in denen das Vorschieben Schwierigkeiten bereitet, sowie die zahlreichen Fehllagen sprechen gegen diesen Zugangsweg. Der gegenüber den beiden anderen Verfahren erhöhte Zeitaufwand läßt den Zugang über die Vena jugularis externa an die dritte Stelle in der Notfallsituation rücken.

Komplikationen: Unter dem besonderen Gesichtspunkt der akuten Notfalltherapie ist ein modifiziertes Komplikationsspektrum zu beachten: Schwerwiegende Spätkomplikationen, die wegen einer Fehllage im venösen System, reduzierter Sterilität oder wegen der intravasalen Katheterlänge zu befürchten wären, sind zu vernachlässigen. Es ist zu erwarten, daß nach Beseitigung der akuten Vitalgefährdung unter klinischen Bedingungen eine röntgenologische Kontrolle der Katheterlage durchgeführt und entsprechend dem Befund ggf. eine erneute Punktion erfolgen wird.

Es gibt bis heute keine Veröffentlichungen, die speziell die Komplikationsrate bei Punktionen im Notarztdienst auflisten. Wegen der besonderen, erschwerenden Umstände der vorklinischen Versorgung von Notfallpatienten muß aber eine höhere Komplikationsrate vermutet werden. Es können besondere Sofortkomplikationen auftreten, die zum Teil in der Literatur wegen der geringen Zahl bekannt gewordener Fälle statistisch nicht aufgeschlüsselt sind. Dies betrifft insbesondere den *Pneumothorax* bei der Punktion der Vena subclavia, der bei der Vena jugularis interna kaum und bei der Vena jugularis externa nicht auftritt. Bei der infraclaviculären Punktion der Vena subclavia bzw. brachiocephalica ist demnach unter Notfallbedingungen in über 1% mit einer Verletzung der Pleurakuppe zu rechnen. Der supraclaviculäre Zugang nach YOFFA (494), der bei Reanimationen und intraoperativen Zwischenfällen häufiger wegen der verzögerungslosen Zugangsmöglichkeit vom Kopf des Patienten her gewählt wird, gilt wegen der anatomischen Bedingungen noch als risikoreicher. Als relativ harmlose Komplikation kann die Arterienpunktion bezeichnet werden, da sie in den meisten Fällen schnell reversibel gestaltet werden kann. In der Notfallsituation jedoch wird sie bedrohlich, wenn die Fehlpunktion nicht sofort erkannt und der Katheter weitergeschoben wird.

Extravasale Fehllagen sind bei jedem Zugangsweg möglich. Bei der Beachtung der auch für die Notfallversorgung gültigen Kontrollkriterien (Reflux von Blut, spontan oder bei Aspiration, atemsynchrone Niveauschwankungen) kann eine extravasale Fehllage nur bei vorbestehendem Haematothorax und Lage der Katheterspitze intrathorakal unerkannt bleiben. Bei beatmeten Patienten sind die respiratorischen Niveauschwankungen allerdings dann gegensinnig im Vergleich zu den Veränderungen bei herznaher intravenöser Katheterlage des spontanatmenden Patienten.

Auf die Schilderung der Zeichen, die normalerweise bei einer intraarteriellen Katheterlage auftreten, kann hier verzichtet werden. Bei Patienten mit schwerster respiratorischer und zirkulatorischer Insuffizienz sind, bei peripherer

Lage der Katheterspitze in einer Arterie, Farbe und Druck des zurückströmenden Blutes für die sonst übliche Differenzierung ungeeignet. Uns ist ein Fall mit schwersten tödlichen Verletzungen bekannt, in dem im tiefen Schock — beim Versuch der Punktion der Vena jugularis interna — die Arteria carotis punktiert wurde. Ein Schädelhirntrauma lag nicht vor. Die Katheterspitze lag intraarteriell. Nach der Infusion von 6%igem Dextran entwickelte sich gleichseitig eine weite lichtstarre Pupille. Der Patient starb an seinen Verletzungen, eine Sektion war nicht möglich.

Die intravenöse Fehllage der Katheterspitze, die bei der Vena subclavia 6,6–9,3%, bei der Vena jugularis interna 3,5–7,0% und der Vena jugularis externa 12,0–17,8% beträgt, ist im Notfall als relativ harmlose Komplikation zu werten. Eine erneute Punktion ist in der Regel erst nach Beseitigung der akuten Vitalgefährdung zwingend erforderlich, da die Zufuhr von Medikamenten möglich ist.

Zur Vermeidung einer akuten Katheterembolisation gelten unter Notfallbedingungen die gleichen Richtlinien wie im klinischen Routinebereich (siehe Kapitel VII, Komplikationen beim Cava-Katheter).

Die Gefahr einer Luftembolie, die unter klinischen Bedingungen durch die Möglichkeit einer adaequaten Lagerung praktisch nicht vorkommen dürfte, muß unter der Notfallsituation in jedem Fall erhöht angesetzt werden. Hinzu kommen zwei Besonderheiten:

1. Gelegentlich müssen sitzend Eingeklemmte, bei denen aufgrund des Unfallherganges und der Symptome ein negativer ZVD anzunehmen ist, unter erschwerten Bedingungen punktiert werden (Abb. 2).

2. Bei der Versorgung mehrerer Verletzter werden manchmal Infusionen und Infusionssysteme von Rettungssanitätern gewechselt, die aufgrund ihrer Erfahrungen aus der Klinik und unzureichender Information die Gefahr der Luftembolie gering schätzen.

In diesem Zusammenhang sind ein Fallbericht aus der Literatur, der nachvollzogene situationsentsprechende Tierversuch und Berechnungen nach dem Hagen-Poiseulle'schen Gesetz erwähnenswert: FLANAGAN (168) sah bei

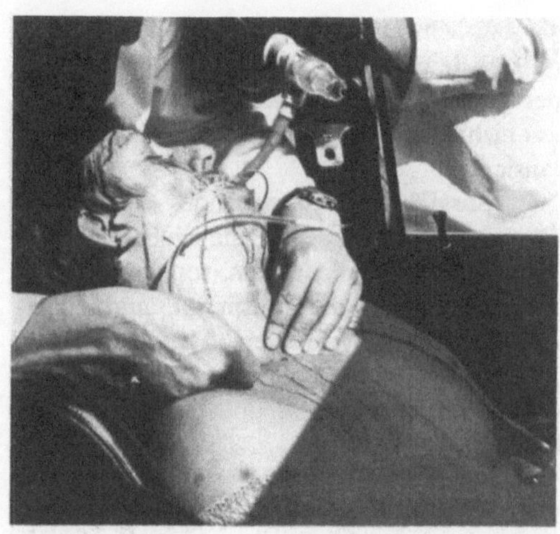

Abb. 2. Punktion der Vena subclavia bei einem im Pkw eingeklemmten Fahrer. Während Feuerwehrleute mit der technischen Rettung befaßt sind, bemühen sich Ärzte und Rettungssanitäter um die Sicherung der Vitalfunktionen

einem Patienten mit negativem Venendruck von -3 cm H_2O nach Punktion der Vena subclavia mit einer Punktionsnadel von 1,8 mm Innendurchmesser eine tödliche Luftembolie. Das Geschehen ließ sich im Tierversuch reproduzieren. Berechnungen nach dem o. e. Gesetz ergaben, daß durch eine Nadel mit 1,8 mm Durchmesser bei einem ZVD von -5 cm H_2O in 1 Sekunde eine tödliche Luftmenge von ungefähr 100 ml einströmen kann. Obwohl bei um ein Vielfaches längeren Kathetern der Widerstand proportional der Länge zunimmt, wird die Gefahr der Luftembolie doch offensichtlich. *Unter den speziellen hier geschilderten Notfallsituationen sollte vor Entfernung des Katheterverschlußstopfens nach Punktion des Hohlvenensystems und vor dem Wechsel des Infusionssystems die Durchgängigkeit des Katheters durch Setzen einer Klemme aufgehoben werden.* Unter klinischen Bedingungen, beim liegenden Patienten und bekannten Kreislaufparametern wird diese, den Katheter schädigende Sicherheitsmaßnahme in der Regel entfallen.

Aufgrund der dargestellten Tatsachen können wir für die Anwendung des Cava-Katheters in der Notfallsituation folgende Empfehlungen aussprechen.

1. Bei bedrohlichen Notfällen sollte die Punktion peripherer Venen mit Verweilnadeln versucht werden, wenn dies aufgrund der Venenfüllung erfolgversprechend zu sein scheint, da entscheidende Komplikationen nicht zu befürchten sind.

2. Die Punktion zentraler Venen zur Katheterisierung der Vena cava unter Notfallbedingungen sollte nur der Arzt durchführen, der diese Verfahren unter den Ruhebedingungen der Klinik erlernt hat.

3. Unter der Notfallsituation empfehlen wir für den Erfahrenen an erster Stelle die Punktion der Vena subclavia, an zweiter diejenige der Vena jugularis interna (Abb. 3).

4. Wenn ein etwas höherer Zeitaufwand vertreten werden darf, kann auch in der Notfallsituation die Punktion der Vena jugularis interna wegen der geringeren Komplikationsrate angestrebt werden.

5. Bei schweren Kollapszuständen sollte der in der Punktion zentraler Venen weniger Erfahrene bei entsprechender Füllung eine Punktion und notfalls kurzstreckige Kanülierung der Vena jugularis externa versuchen.

6. Bei Traumatisierung im Thorakalbereich sollte — paradoxerweise — die Seite für eine zentrale Punktion gewählt werden, auf der ein Haemato- oder Pneumothorax vermutet wird. Durch dieses Vorgehen wird eine zusätzliche Beeinträchtigung des respiratorischen Systems durch Punktionskomplikationen vermieden.

B. Der Cava-Katheter in der Langzeittherapie

In der Langzeittherapie ergeben sich als Indikationsstellungen für einen Cava-Katheter.

1. Parenterale Ernährung
2. Messung des zentralen Venendruckes
3. Dauernder und sicherer venöser Zugang

1. Parenterale Ernährung: In der per- und postoperativen Phase treten z. B. beim chirurgischen Patienten Störfaktoren auf, die in Abhängigkeit von der Ausgangslage des Patienten, von der Schwere des Eingriffes oder des Traumas einer frühzeitig dem Geschehen angepaßten Korrektur bedürfen. AHNEFELD (2) unterscheidet dabei drei therapeutische Stufen:

die Flüssigkeitssubstitution,

die Infusionstherapie mit Sicherung einer Minimaldiät und

die parenterale Ernährung.

Die postoperative Flüssigkeitssubstitution deckt den Basisbedarf an Wasser und Elektrolyten, der Zusatz von 5% Glucose oder Sorbit dient der Isotonie und bietet in minimalem Umfang Calorien.

Die postoperative Infusionstherapie entspricht einer Minimaldiät für 1–3 Tage. Neben Wasser und Elektrolyten enthält 1 l Lösung 20 g Aminosäuren und 100 g Kohlehydrate.

Dauert die Phase der oralen Nahrungskarenz mehr als 3–4 Tage, soll auf die *parenterale Ernährung* umgestellt werden.

Was bedeuten diese Tatsachen für die Technik der erwähnten Maßnahmen?

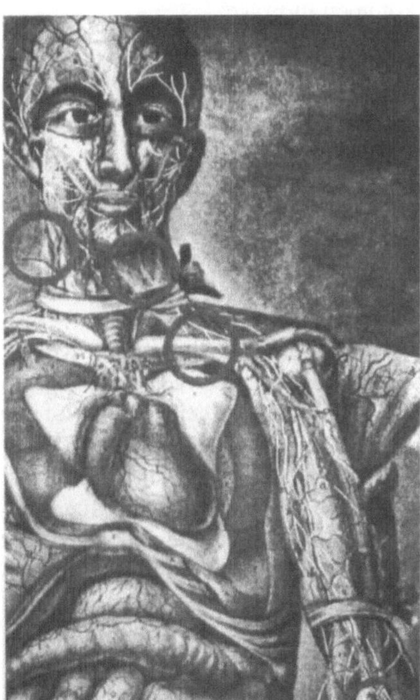

Abb. 3. Punktionswege für den Katheterismus der Vena cava in Notfallsituationen

Mit Sicherheit kann die Flüssigkeitssubstitution über Stunden bis wenige Tage durch eine periphere Vene erfolgen. Dazu können Metall- oder Plastikkanülen Verwendung finden. Für die Infusionstherapie stellt die Osmolarität der Lösung in Bezug auf ihre Applikationsart den limitierenden Faktor dar. Als Regel gilt: *Lösungen bis zu 1000–1200 mOsm, also eine 10%ige Aminosäuren- oder eine bis zu 15%ige Kohlehydratlösung, dürfen peripher appliziert werden, eine höhere Osmolarität verlangt imperativ nach einer zentralen Zufuhr und damit auch nach dem Cava-Katheter.*

Zur Genüge bekannt sind die Gefahren, die bei Verweilkanülen in peripheren Venen oder bei der Venenfreilegung auftreten können, *Thrombose und Infektion.* Die Thrombose kann in seltenen Fällen ausgedehnt vorhanden sein und zur Embolie führen, die Infektion zum septischen Zustandsbild (siehe Kapitel III, Punktion – Venenfreilegung).

Eine vollständige parenterale Ernährung ist wegen der dabei verwandten hyperosmolaren Lösungen, die periphere Venen in kurzer Zeit veröden lassen, nur über eine zentrale Vene möglich. Die TPE hat in den letzten Jahren eine große klinische Bedeutung und eine weite Verbreitung gefunden. Noch sind viele Fragen offen und werden kontrovers diskutiert. Die unserer Meinung nach gesicherten Indikationen gehen aus der Tabelle 2 hervor.

Bei den Patienten der ersten Gruppe liegt eine primäre Störung der enteralen Nahrungsauf-

nahme vor. Eine orale Ernährung ist bei diesen Fällen nur teilweise oder überhaupt nicht möglich, eine parenterale Nahrungszufuhr ist dabei zumindest teilweise notwendig.

Die Patienten der zweiten Gruppe weisen eine schwere Stoffwechselstörung auf, die dadurch gekennzeichnet ist, daß es zum Abbau von funktionellem und strukturellem Eiweiß kommt. Die Ansicht über das Ziel der parenteralen Ernährung bei diesen Patienten hat sich in letzter Zeit gewandelt: Es steht hier nicht mehr die Zufuhr von Kalorien im Vordergrund – es wurden teilweise Kalorienmengen bis zu 8000 Kcal/Tag für notwendig gehalten – es geht vielmehr darum, durch gleichzeitige Zufuhr von geeigneten Aminosäuren und Kalorien in Form von Kohlehydraten die Gluconeogenese zu hemmen und die Eiweißsynthese zu fördern und dadurch den Bestand an strukturellem und funktionellem Eiweiß zu sichern (AHNEFELD, 2).

2. Messung des ZVD: Als mögliche Indikationsstellung zur Messung des zentralvenösen Druckes kommen in Frage:
- *Beurteilung der Kreislaufsituation* bei Volumenverlust (Trauma, per- und postoperativ)
- Steuerung der Volumensubstitution zur Vorbereitung und während eines großen chirurgischen Eingriffes, vorwiegend bei Risikopatienten
- *Infusionstherapie* bei Herzinsuffizienz
- unter *künstlicher Beatmung*
- bei *Thoraxtraumen*

Der zentralvenöse Druck stellt sich bei sachgerechter Meßtechnik als wichtiger haemodynamischer Parameter dar, der bei richtiger Interpretation wesentliche diagnostische und therapeutische Rückschlüsse zuläßt. Im operativen Bereich steht die Aussage des ZVD über das zirkulierende Blutvolumen und die Möglichkeit, daran die Volumensubstitution zu bemessen, im Vordergrund. Bei sichtbaren und abschätzbaren Blutverlusten, etwa operativ, kann auf seine Messung in der Regel verzichtet werden. Werden Volumenverluste vermutet oder sind sie nicht sichtbar und daher auch nicht genügend genau abzuschätzen, wie z.B. in-

---

Tabelle 2. Indikationen für eine Parenterale Ernährung

a) *Primäre Störungen der enteralen Nahrungsaufnahme*
   z.B. – Malabsorption
   – Stenosen des Magen-Darmtraktes
   – Ausgedehnte Darmresektionen
   – Tumorkachexie
   – Anorexia nervosa

B) *Hyperkatabole Stoffwechselstörungen (Postaggressionssyndrom)*
   z.B. – nach Traumen
   – nach großen Operationen
   – bei Sepsis

traabdominelle oder retroperitoneale Blutungen, Frakturhaematome u. a., so ist der zentralvenöse Druck ein wichtiger diagnostischer und therapeutischer Wegweiser.

Die Beurteilung einer Rechtsherzinsuffizienz, vor allem im Verlauf einer Infusionstherapie, ist durch die Messung des ZVD erleichtert. Während einer künstlichen Beatmung weist ein ansteigender ZVD nicht nur auf die Entwicklung einer Rechtsherzinsuffizienz hin, sondern zeigt auch frühzeitig Beatmungskomplikationen, wie einen Spannungspneumothorax an. Schließlich kann der ZVD bei einem schweren Thoraxtrauma frühzeitig Hinweise auf die Entwicklung von schweren Komplikationen wie Pneumothorax, Haematothorax oder Perikardtamponade geben.

Faktoren, die den ZVD erhöhen, sind:
- Hypervolämie
- Rechtsherzinsuffizienz
- Erhöhung des intrathorakalen Druckes
- Kapazitätserniedrigung des venösen Systems
- mechanische Einflußbehinderung
- Kopftieflage

Auf der anderen Seite finden sich niedrige zentralvenöse Drucke bei
- Hypovolaemie
- Erniedrigung des intrathorakalen Druckes
- Kapazitätserhöhung des venösen Systems
- Kopfhochlagerung
- erhöhtes Herzzeitvolumen bei kardialer Stimulation

Die aufgeführten Tatsachen weisen darauf hin, daß wir in der Messung des zentralvenösen Druckes mit Lage der Katheterspitze im oberen Hohlvenensystem (Cava superior) ein klinisch wertvolles diagnostisches Hilfsmittel besitzen, das die Anwendung des Cava-Katheters rechtfertigt.

Einzelheiten über den Cava-Katheter für die ZVD-Messung finden sich bei ATIK (14), BOROW (64), BORST (65), BRISMAN (73), CRAIG (112), DHURANDHAR (125), FRIEDMANN (175), GAUER (184, 185, 186), MC GOWAN (196), HILL (234), HOSSLI (246), JAMES (257), JENKINS (258), KEDDIE (269), LANDIS (296), LUTZ (321), MATZ (333), PROUT (382), RYAN (403), SCHLAG (414), SHENKIN (426), STAHL (437), STENGERT (441), SYKES (448), WATKIN (476), in Zusammenhang mit Schockproblemen bei COHN (104), GUYTON (207), HOSSLI (247), LUTZ (322), NAGER (350), PRUITT (383), WEIL (479), WIGGERS (485) und mit der Intensivpflege bei FUCHSIG (179), KUCHER (286), LAVIGNE (301), LAWIN (302), LEVY (309), SCHMIDT (417), SIMON (429), STILL (444), WEBER (477).

3. Der Cava-Katheter als Möglichkeit eines dauernden und sicheren venösen Zuganges:
Bei der dritten Indikationsstellung zur Anwendung des Cava-Katheters ist die Indikationsgrenze am schwersten zu ziehen: In diese Gruppe fallen Patienten, die nicht parenteral ernährt werden müssen, bei denen auch nicht eine absolute Indikation zur ZVD-Messung vorliegt, denen aber über längere Zeit Infusionen zugeführt, Medikamente intravenös verabreicht werden müssen und denen täglich oft mehrmals Blut entnommen werden muß. Ein Cava-Katheter hat bei diesen Fällen zwei Vorteile, die im Einzelfall wichtig genug sein können, um eine Indikationsstellung zu rechtfertigen: Zum einen wird den Patienten, deren periphere Venen oft nach kurzer Zeit vollständig verödet sind, die Qual zahlreicher Punktionen oder Punktionsversuche erspart. Zum zweiten sind Patienten, bei denen ein sicherer venöser Zugang mittels eines Cava-Katheters vorhanden ist, in ihrer Bewegungsfreiheit weit weniger eingeschränkt, als wenn sie bei einer unsicher liegenden peripheren Kanüle ängstlich jede Bewegung vermeiden müssen.

Wie bereits erwähnt, ist die Indikationsstellung auch bei diesen genannten drei Hauptindikationsgebieten nicht kritiklos zu stellen, sondern hat auf den Einzelfall bezogen zurückhaltend zu erfolgen.

C. Der Cava-Katheter beim Kind

Die ersten Publikationen zur Anwendung des Cava-Katheters überhaupt, aus dem Jahre 1945, stammen aus den Federn von zwei Pädiatern, nämlich MEYERS (340) und ZIMMERMANN (496). Sie berichteten bereits zu diesem

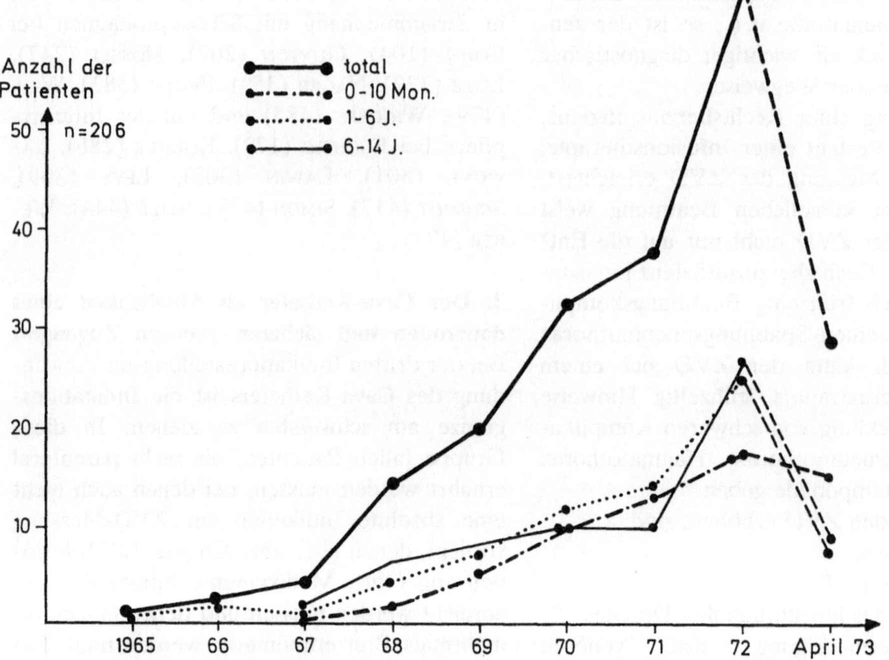

Abb. 4. Altersstufen und Häufigkeit bei 206 Kindern mit Cava-Kathetern (aus BAUMANN, 37)

Zeitpunkt über die erfolgreiche Anwendung dieses medizinischen Hilfsmittels bei Kindern. In den letzten zwanzig Jahren aber erst wurde der Cava-Katheter in langsam steigender Zahl zum Routineeingriff im Rahmen der pädiatrischen Intensivmedizin. Dies wird am Beispiel der Entwicklung an der Mainzer Kinderklinik, die als typisch auch für andere Kliniken gelten kann, gezeigt (BAUMANN, 37). Aus dieser Darstellung (Abb. 4) geht aber auch hervor, daß nach dem Jahre 1972 die Kathetereuphorie einen drastischen Rückgang erlitt, wohl infolge der aufgetretenen Komplikationen. Es gilt demnach auch für das Kind eine kritische Indikationsstellung.

Groß angelegte, vergleichende Untersuchungen, wie beim Erwachsenen, existieren für den pädiatrischen Bereich nicht. Die routinemäßige Anwendung in einem Ausmaß, das Vergleiche über Indikationen und Nebenwirkungen zuläßt, beschränkt sich auf wenige Zentren. Betrachtet man die Problematik des Cava-Katheters beim Kind, so ist als erstes darauf hinzuweisen, daß es sich hier nicht um ein einheit-

liches Patientengut handelt. Um einmal Extreme zu nennen: Ein Cava-Katheter kann bei einem Frühgeborenen von 1,5 kg oder einem Schulkind von 50 kg erforderlich sein. Die Größenverhältnisse ab dem 8. und 10. Lebensjahr lassen sich etwa mit denen von Erwachsenen vergleichen, die Indikation zum zentralen Venenkatheter gestaltet sich demnach ähnlich oder gleich:
— Zugang für Notfallpatienten
— ZVD-Messung
— langdauernde parenterale Ernährung mit hypertonen Lösungen
— mit Vorbehalt: dauernder sicherer venöser Zugang und Blutentnahmen für häufig erforderliche Laboruntersuchungen.

Mit ein Hauptgrund für das Einlegen des Katheters in die obere Hohlvene ist die günstige Relation Katheterdurchmesser — Gefäßdurchmesser. Nehmen wir beim Erwachsenen z. B. den Durchmesser der Vena cava superior mit etwa 4 cm an und den Durchmesser eines Katheters mit unter 2 mm, so beträgt der Abstand zwischen Außenwand des Katheters und

Gefäßinnenwand bei idealer Mittellage um 19 mm. Bei einem Neugeborenen beträgt der Durchmesser der Cava gegen 12 mm, des entsprechenden Katheters um 0,8 mm. Der Abstand zwischen Katheter und Gefäßwand reduziert sich demnach auf etwas über 5 mm, er ist also um mehr als das Dreifache geringer.

Aus diesem Zahlenbeispiel ergibt sich zweierlei:

— Je kleiner die Kinder, desto ungünstiger ist die Relation Gefäßlumen — Katheterlumen, d. h., aller Erfahrung nach besteht hier ein erhöhtes Thromboserisiko.
— Nach der Arbeit von BURRI und GASSER (88) ist zur ZVD-Messung ein Katheterinnendurchmesser von mindestens 1 mm erforderlich, so daß diese Indikation für einen zentralen Katheter für Säuglinge und Kleinkinder bis auf wenige Ausnahmen entfällt.

Als Indikationen für diese Altersgruppe bleiben demnach übrig:

— Zugang bei Notfallpatienten
— langdauernde parenterale Zufuhr hyperosmolarer Lösungen

Kathetermaterial: In der Einführungspublikation für Cava-Katheter wurden Geräte aus PVC verwendet. Für Kinder sind heute geschlossene Cava-Kathetermodelle verschiedener Größe im Handel, deren Schläuche meist aus silikonisiertem PVC bestehen. Noch besser geeignet erscheint silikonisiertes Polyäthylen, da dieses nicht durch Herauslösen von Weichmachern nachhärtet. Bei der Auswahl der richtigen Kathetergröße für die verschiedenen Altersstufen gilt als große Faustregel: Für die betreffende Indikationsstellung zum Cava-Katheter wird der kleinstmögliche Katheter verwendet. Zum Einführen ist die geschlossene Punktion der operativen Venenfreilegung vorzuziehen, da die lokale Infektionsrate und, als Folge davon, eine mögliche Infektionsausbreitung bei der Venae sectio höher liegt. Als Ausgangspunkt für den Cava-Katheter bei Kindern kommen folgende Venen in Betracht, ohne daß im Augenblick aus der Reihenfolge der Aufzählung eine Wertung vorgenommen werden soll:

die Vena basilica
die Vena femoralis
die Nabelvene beim Neugeborenen
die Vena jugularis externa
die Vena jugularis interna
die Vena subclavia

In Anbetracht der speziellen Problematik des Cava-Katheters beim Kind sollen hier Aussagen über Zugangswege und Komplikationen für diese Altersgruppe vorweggenommen werden.

a) Zugang zur Vena cava über die Vena basilica: Die Voraussetzungen hierfür erfordern keinen großen Aufwand. Bei sehr unruhigen Kindern ist eine Sedierung erforderlich. Ist die Vene gut sichtbar — dies ist oft auch der Fall bei Frühgeborenen und Neugeborenen mit gering entwickeltem Fettpolster — kann im geschlossenen Kathetersystem punktiert werden. Die sorgfältige Desinfektion der Punktionsstelle ist unbedingt Voraussetzung, über den Gebrauch von Kopfbedeckung, Mundschutz, steriler Kleidung und Handschuhe bei Punktion im geschlossenen System gehen die Meinungen auseinander.

Nach erfolgreicher Punktion kann das Vorschieben des Katheters wie beim Erwachsenen Schwierigkeiten bereiten, Außenrotation und Abduktion des betreffenden Armes können beim Zugang über die Ellbeuge das Einführen erleichtern, ebenso das Schieben unter laufender Infusion oder NaCl-Injektion. Wählt man diesen Weg für Kinder aller Altersstufen, so ist bei Säuglingen und Kleinkindern eine operative Venenfreilegung mit dem erhöhten Infektionsrisiko oft nicht zu umgehen. Aufgrund der Befunde aus der Mainzer Kinderklinik, die fast ausschließlich diesen Zugang wählt, ließen sich bei 208 von der Vena basilica ausgehenden Kathetern etwa 90% gut plazieren, d. h. in der Vena cava superior. Schwer korrigierbare Fehllagen fanden sich nur in 10% der Fälle. Eine primär ideale Lage wurde aber nur in 26,9% der Fälle erzielt. Aus diesem Grund ist nach Legen des Katheters in jedem Falle eine röntgenologische Lagekontrolle zu fordern. *Ist die Spitze bei dünnlumigen Kathetern nicht sicher zu lokalisieren, muß eine Füllung mit Kon-*

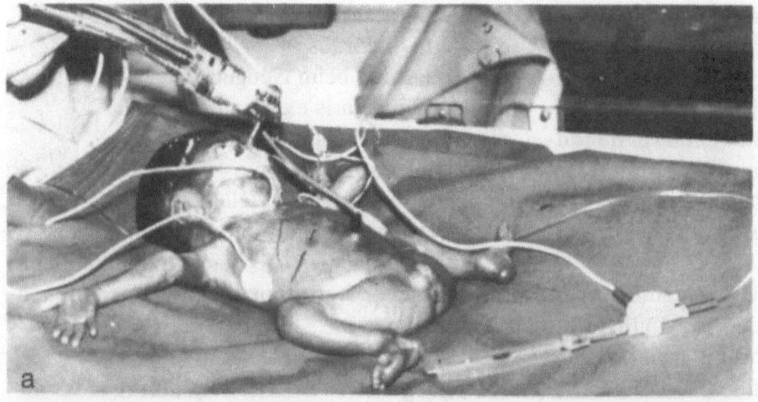

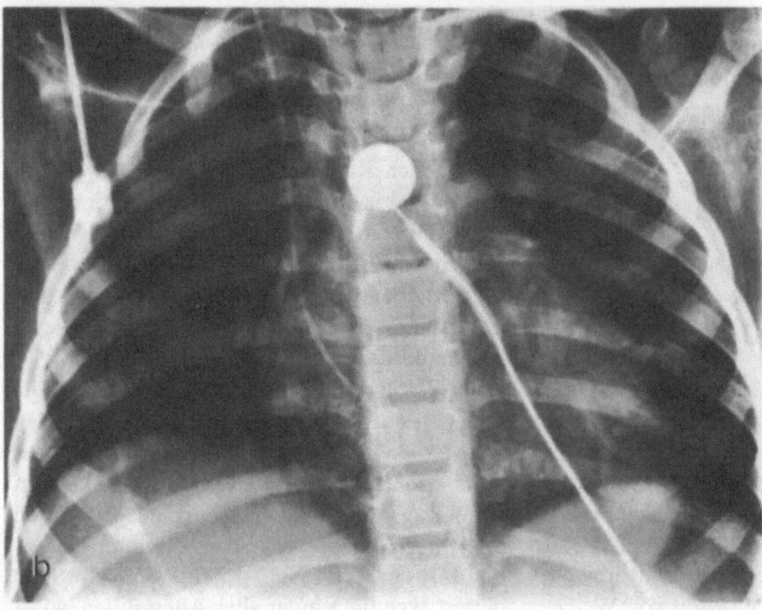

Abb. 5 a u. b. Der Cava-Katheter beim Kind. (a) Klinisches Bild; (b) Die Röntgenaufnahme zeigt den zentralen Sitz der Katheterspitze im rechten Vorhot – der Katheter muß zurückgezogen werden!

trastmittel erfolgen, damit eine korrekte Plazierung des Katheters gewährleistet werden kann.
Die Folgezustände beim Basilica-Katheter lassen sich wie bei den anderen Techniken in Akut- und Spätkomplikationen einteilen: An Sofortkomplikationen bei der Punktion der Vena basilica sind die versehentliche Arterienpunktion, Nervenläsionen, Gefäßperforationen beim Vorschieben des Katheters und die falsche Lage der Katheterspitze zu erwähnen. Arterien- und Nerven-Verletzungen bilden die Ausnahme und haben bei den 208 Punktionen in der Mainzer Studie keine Rolle gespielt. Gefäßperforationen beim Vorschieben des Katheters traten zweimal auf, das bedeutet immerhin eine Rate von 0,8%.
Spätkomplikationen in Form von Thrombosen zeigten sich bei 4,2% der Fälle. Der Nachweis erfolgte entweder klinisch, röntgenologisch

oder autoptisch. Im Vergleich zur Statistik des Vena basilica-Katheters bei Erwachsenen liegt die Thromboserate nur halb so hoch. Dieses Ergebnis überrascht insofern, da nach theoretischer Überlegung die ungünstigere Relation zwischen Gefäß- und Katheterdurchmesser bei Kindern die Thrombosehäufigkeit erhöhen müßte. Die Ursache für diese Diskrepanz kann natürlich in der wesentlich geringeren Fallzahl der Mainzer Untersuchungen liegen, wir führen sie jedoch eher auf die geringere Thromboseneigung in diesem Lebensalter zurück.

Infektionen an der Eintrittsstelle und Phlebitiden sind selten, genaue Zahlenangaben liegen nicht vor. Immerhin schlägt die Phlebitis bei Erwachsenen mit 13,88% bzw. 10% zu Buche, so daß auch bei Kindern diese Komplikation mit in Rechnung gestellt werden muß. Lokale Infektionen als Thrombophlebitiden hängen u. a. von der sorgfältigen täglichen Pflege der Punktionsstelle und vor allen Dingen auch von der Liegedauer der Katheter ab. Eine vom Katheter ausgehende Sepsis oder Embolie wurde von den Mainzer Untersuchern nicht beobachtet.

b) Zugang zur Vena cava über die Vena femoralis: Wie auch bei der Punktion der Vena basilica erfordern die Vorbereitungen bei dieser Technik keinen großen Aufwand. Die Sedierung von unruhigen Kindern ist zweckmäßig. Die Punktion kann meist im geschlossenen System erfolgen, so daß außer sorgfältiger Hautdesinfektion keine weiteren Maßnahmen erforderlich sind.

Nach Palpation und Lokalisation des Verlaufs der Arteria femoralis erfolgt medial hiervon die Punktion. Das Vorschieben des Katheters gelingt meist ohne Mühe, Fehllagen in der gegenüberliegenden Vene oder in der Nierenvene sind möglich, eine Röntgenkontrolle ist daher unerläßlich. Dabei soll die Katheterspitze in der unteren Hohlvene liegen.

Sofortkomplikationen gibt es fast nur in Form von Fehlpunktionen der Arterie. Über Spätkomplikationen liegen für Kinder keine umfangreichen Untersuchungen vor, bei Erwachsenen zeigt aber dieser Zugangsweg die höch-

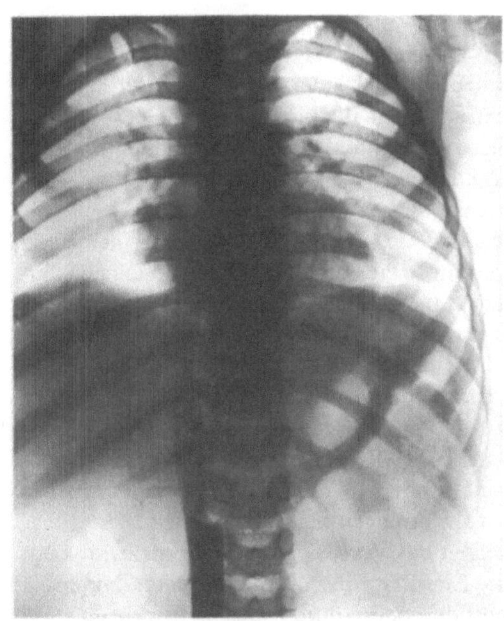

Abb. 6. Cava-Thrombose bei einem 9jährigen Kind mit letalem Ausgang

ste Komplikationsrate und Letalität an, so daß dieser Zugangsweg beim Erwachsenen abgelehnt wird. Cava-Thrombosen mit letalem Ausgang (Abb. 6) sind auch beim Kind beschrieben (BURRI, GASSER, 88), so daß wir *auch im Kindesalter eine zurückhaltende Einstellung gegenüber dem Femoralis-Katheter einnehmen möchten.*

c) Zugang zur Vena cava über die Nabelvene beim Neugeborenen: Denkbar, aber wegen der oft fatalen Spätkomplikationen nicht mehr zu verantworten, ist der Zugang zur unteren Hohlvene über die Nabelvene bei Neugeborenen. Durch die mögliche Irritation der Pfortader kann es zur Thrombosierung dieses Gefäßes kommen, eine portale Hypertension mit allen Konsequenzen ist die Folge. Die Katheterisierung der Nabelvene hat nur noch eine Berechtigung bei der Reanimation im Kreißsaal oder bei der Austauschtransfusion. Die Infusion von hyperosmolaren oder stark alkalischen Lösungen ist wegen der Gefahr der späteren Pfortaderthrombosierung streng *kontraindiziert.*

d) Zugang zur Vena cava über die Vena jugularis externa: Dieser Weg erscheint auf den ersten Blick für Kinder der Zugang der Wahl zu sein. Im Normalfall ist diese Vene bei Kindern aller Altersstufen gut sichtbar und läßt sich bei Kopftieflage und Drehen des Kopfes zur Gegenseite gut punktieren.

Das Unterlegen der Schultern mit einer Rolle erleichtert die Punktion, die bei kleinen Kindern besser bei guter Sedierung oder in Narkose vorgenommen wird. Macht die Punktion an sich selten Probleme, so fangen diese spätestens beim Vorschieben des Katheters an. DANGEL (115) beschreibt in seiner Zusammenfassung bei Kleinkindern eine Versagerquote von etwa 50%. Diese Zahl entspricht durchaus den Erfahrungen bei Erwachsenen.

Gelingt das Vorschieben primär nicht, so kann das Einführen des Katheters unter laufender Infusion oder durch das Vorspritzen von Kochsalz gelingen. Dabei ist es jedoch notwendig, das geschlossene, sterile Kathetersystem auseinander zu nehmen. Neben der sorgfältigen Hautdesinfektion sollte daher zusätzlich gleich von Anfang an das sterile Abdecken der betreffenden Halsseite und die Benutzung von sterilen Handschuhen und Kitteln gehören.

Wegen der relativ häufigen Fehllagen ist eine sichere röntgenologische Lokalisation der Katheterspitze dringend erforderlich. Die Thrombosehäufigkeit bei diesem Vorgehen bewegt sich zwischen 2 und 3%. Über Phlebitiden liegen keine Zahlen vor, sie treten unserer Erfahrung nach sehr selten auf.

e) Zugang zur Vena cava über die Vena jugularis interna: Bei Erwachsenen hat dieser Weg zur oberen Hohlvene seit der Erstbeschreibung im Jahre 1966 rasch an Bedeutung gewonnen. Dieser Zugang zur Vena cava wird mehr und mehr auch im Rahmen der pädiatrischen Intensivtherapie angewendet. Obwohl noch keine genauen Zahlenangaben über Erfolgs- und Komplikationsraten vorliegen, überwiegen bei weitem die günstigen Erfahrungen mit dieser Methode. Wichtige Voraussetzung zur Punktion sind die richtige Lagerung des Kindes und, mit Ausnahme von großen Kindern, ein stark sedierter oder besser narkotisierter Patient. Der primäre Zugang ist aufgrund des geradlinigen Verlaufes die rechte Vena jugularis interna. Bei großen Kindern kann die Punktion mit geschlossenem Kathetersystem erfolgen, eine gründliche Desinfektion der Punktionsstelle ist in diesem Fall ausreichend. Bei kleinen Kindern ist es sicher besser, die Punktionskanüle mit aufgesetzter Spritze zu benutzen. Steriles Abdecken des Punktionsgebietes, Handschuhe und Kittel sind dann unerläßlich. Die Punktion kann entweder vom lateralen Rand des Musculus sternocleidomastoideus 2–3 cm oberhalb der Clavicula mit Stichrichtung auf das obere Sternumende erfolgen oder nach der von HEITMANN (217) angegebenen Methode: Nach Palpation der Arteria carotis communis erfolgt die Punktion lateral davon mit der Einstichstelle unterhalb der Vena jugularis externa. Die Stichrichtung liegt parallel zum Arterienverlauf mit einem Winkel von etwa 30–45° zur Horizontalen. Nach erfolgreicher Punktion läßt sich mühelos Blut aspirieren, dennoch kann das Einführen des Katheters bei den kleinen Venenverhältnissen Mühe machen. Vorsichtiges Drehen und Schwenken der Nadel und das Einführen mit einer Pinzette können dann von Vorteil sein. Ein Zurückziehen des Katheters in der liegenden Nadel ist strengstens verboten, da die Gefahr des Abscherens mit Katheterembolie besteht. Bei allen Kathetern mit Mandrins muß das Vorschieben des Katheters ohne großen Kraftaufwand erfolgen, da beim Kind erhöhte Perforationsgefahr besteht. Leichtes Zurückfließen des Venenblutes ist Voraussetzung für die sich anschließende Infusion. Die Lage der Katheterspitze muß wiederum mit Hilfe einer Röntgenaufnahme bestimmt werden und, falls erforderlich, korrigiert werden. Als ideale Lage gilt die Vena cava superior.

Bei den Akutkomplikationen steht die versehentliche Punktion der Halsschlagadern ganz im Vordergrund. Die arterielle Punktion kann bei normalen Blutdruckverhältnissen nicht übersehen werden, eine starke Haematombildung kann durch Kompression fast immer verhindert werden.

Im Notfall soll die Punktion der Vena jugularis interna nur bei sicherer Lokalisation der Halsschlagader und ausreichender Venenfüllung vorgenommen werden. Über Spätkomplikationen liegen für Kinder u. W. noch keine Untersuchungen vor, so daß ein endgültiger Vergleich mit anderen Punktionstechniken noch nicht möglich ist. Es muß daher abgewartet werden, ob dieser Zugangsweg für das Kindesalter die gleiche Bedeutung erlangt wie für Erwachsene.

f) Zugang zur Vena cava über die Vena subclavia: Der Zugang zur oberen Hohlvene über die Vena subclavia stellt wohl zur Zeit noch die am meisten praktizierte Methode dar. Die Punktion erfolgt in Trendelenburg'scher Lagerung, einmal um eine bessere Venenfüllung zu erreichen, zum anderen aber zur Vermeidung einer Luftembolie. Bei Kindern unter 8 Jahren ist, mit Ausnahme einer Notfallsituation, zur Punktion eine starke Sedierung oder eine Narkose erforderlich. Der Kopf wird zur Punktionsseite gedreht, womit ein Abweichen des Katheters in die Vena jugularis interna vermieden werden soll. Die Punktion erfolgt bei Kindern in der von uns gesichteten Literatur ausschließlich infraclaviculär. Zur Punktion ist es bei kleinen Kindern wiederum sicher besser, die Nadel mit aufgesetzter Spritze zu benutzen, damit sind steriles Abdecken des Punktionsgebietes, sterile Handschuhe und Kittel in Verbindung mit sorgfältiger Hautdesinfektion wieder wesentliche Voraussetzungen. Die Punktionsstelle liegt in der Mitte der Clavicula, die Punktionsrichtung geht auf die ins Jugulum eingelegte Fingerkuppe. Dabei wird die Kanüle direkt unterhalb der Clavicula geführt, nach DANGEL (115) von außen unten nach innen oben. Auch hier liegt bei kleinen Kindern offensichtlich die Schwierigkeit weniger in der Punktion der Vene, vielmehr kann das Vorschieben des Katheters zum Problem werden. Lageänderungen der Nadel mit Rotation sind oft erforderlich, ein Zurückziehen des Katheters in der liegenden Nadel ist wiederum strengstens untersagt. Der Katheter muß ohne großen Kraftaufwand zu schieben sein, da bei Mandrinmodellen erhöhte Perforationsgefahr besteht. Eine Röntgenkontrolle ist unerläßlich, als richtige Lage gilt die obere Hohlvene.

Eine typische Akutkomplikation bei der Punktion der Vena subclavia ist das versehentliche Anstechen der Arterie. Dies führt zu einem Hämatom, eine stärkere arterielle Blutung kann nach DANGEL (115) bei Kindern durch Kompression immer verhindert werden. Eine weitere ernste Komplikation ist der Pneumothorax. In der Übersicht aus der Züricher Kinderklinik über die Erfahrung bei 750 Subclavia-Punktionen wurde ein Pneu fünfmal diagnostiziert, das entspricht einem Prozentsatz von 0,66%. Ein Haematothorax wurde dreimal beobachtet, diese Komplikation trat demnach in 0,4% der Fälle auf. Katheterembolien oder ein Infusionsthorax kamen nicht vor.

Gilt für die Frühkomplikationen der Satz, daß diese sich umgekehrt proportional der Erfahrung in der jeweiligen Punktionstechnik verhalten, so gilt für die Spätkomplikationen die Erkenntnis, daß diese sich, aseptische Punktionstechnik vorausgesetzt, umgekehrt proportional der täglichen, sorgfältigen Katheterpflege verhalten.

Täglicher Verbandswechsel, sorgfältige Beobachtung der Punktionsstelle auf lokale Infektionszeichen, sauberes Arbeiten beim Umgang mit den Infusionslösungen und die tägliche klinische Untersuchung der Kinder auf Frühzeichen einer allgemeinen Infektion sind wesentliche Voraussetzungen, um eine der gefährlichsten Spätkomplikationen, nämlich die Sepsis, in Grenzen zu halten. *Da bei Kindern, vor allen Dingen bei Säuglingen und Kleinkindern, eine lokale Infektion wesentlich schneller generalisiert als bei Erwachsenen, ist bei auch schon kleinsten Anzeichen für eine Infektion der Katheter zu ziehen.*

Die Liegedauer für einen Katheter bei unauffälligem Verlauf kann 2–3 Wochen betragen.

Die Infektion als Hauptkomplikation bei einer Langzeitinfusion mit Nährlösung wird von manchen Autoren mit etwa 40% angegeben, sie läßt sich aber offensichtlich durch die strikte Einhaltung aller Vorsichtsmaßregeln auf einen Prozentsatz von 20% senken.

Gilt schon für Erwachsene die Forderung nach einer strengen Indikationsstellung zum Cava-Katheter, so gilt dies erst recht für das Kindesalter.

Bei der abschließenden Wertung der verschiedenen Zugangswege kann man sich im heutigen Zeitpunkt folgende Aussagen erlauben:

- Die Vena femoralis und die Nabelvene sind als Ausgangspunkt für einen Cava-Katheter nicht geeignet.
- Die Punktion der Vena basilica und der Vena jugularis externa bieten zwar gewisse Probleme, sollten aber primär überall dort zur Anwendung kommen, wo keine Erfahrungen mit anderen Punktionstechniken vorliegen.
- Der Zugang zur Cava über die Vena jugularis interna und über die Vena subclavia sollten nur vorgenommen werden, wenn entsprechende Erfahrung besteht. Eine gewisse Ausnahme bilden akute Notfallsituationen, wo oft nur der Zugang über die Vena subclavia Erfolg verspricht.

III. Punktion — Venenfreilegung

Die Möglichkeit der intravenösen Drogenverabreichung wurde im 17. Jahrhundert durch WREN und BOYLE (zitiert bei 418) im Tierversuch aufgezeigt. Nach der Entwicklung der ersten medizinisch brauchbaren Kanülen durch WOOD (zitiert bei 418) 1855 erfolgte die parenterale Medikamentenzufuhr viele Jahrzehnte durch Injektionen mittels Spritzen. Die Verwendung steriler parenteraler Lösungen, Einmalkanülen und die Entwicklung günstiger i. v.-Überleitungsgeräte machte seit 1920 die Infusionstherapie in weiten klinischen Anwendungsbereichen möglich.

Injektionen: Venenpunktionen zur Injektion von Medikamenten und zur Blutentnahme sind in der Regel an zahlreichen oberflächlichen Venen der oberen Extremität, in Ausnahmefällen der unteren Extremität und bei Säuglingen im Bereich der Schädelvenen möglich. Wie wichtig die schonende, sorgfältige Behandlung des Reservoirs gut zugänglicher Venen ist, haben wir alle bei langzeitkranken Patienten erfahren. Mit der modernen Einmalkanüle mit Dreischliffspitze und Silikonbeschichtung verfügen wir über ein hochentwickeltes Instrument zur einmaligen Venenpunktion (Abb. 7).

Infusionen: Ausgehend von den Erfahrungen in der Pädiatrie hat sich das Flügelinfusionsbesteck mit kurzer Stahlkanüle, biegsamen Ansatzstücken zur Fixation und flexiblem angeschweißtem Schlauch zur schonenden Kurzzeitinfusion auch bei schwierigen Venenverhältnissen beim Erwachsenen durchgesetzt (Abb. 8). Für längerdauernde Infusionsbehandlung besitzen flexible Venenverweilkatheter den Vor-

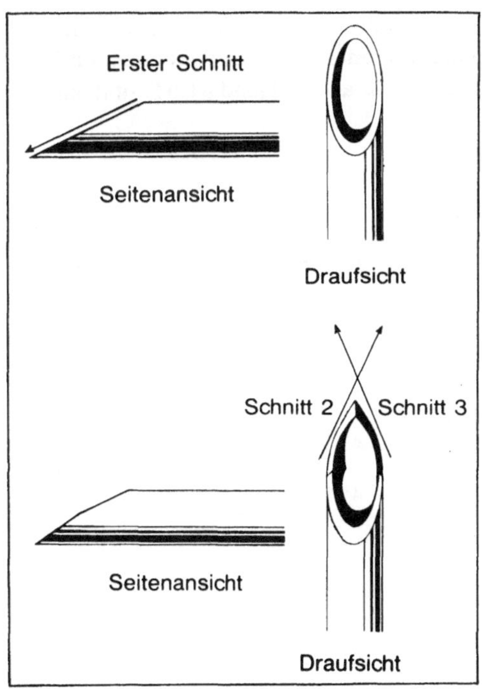

Abb. 7. Diagramm einer Dreischliff-Punktionskanülenspitze

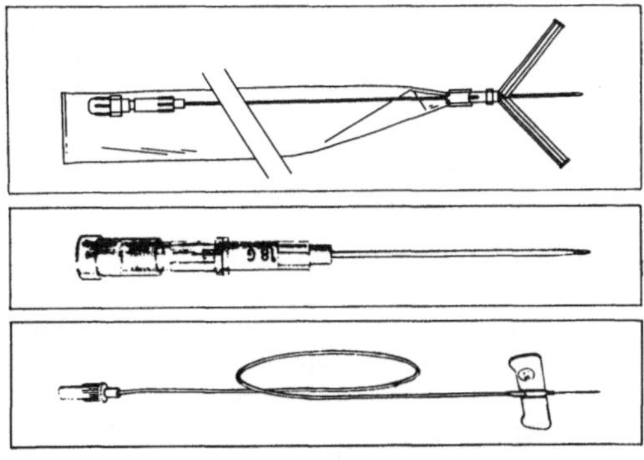

Abb. 8. Flügelinfusionsbesteck, percutaner Punktionskatheter mit Innenkanüle, Punktionskatheter mit Außenkanüle

teil einer sicheren intravasalen Lage des Katheters bei größerer Mobilität des Patienten. Venenverweilkatheter können als einfache Katheter über eine Venae sectio sowie als Katheter mit Innen- oder Außenkanüle durch direkte Punktion eingebracht werden. Eine Verwendung als Zentralvenenkatheter ist bei jedem der genannten Typen möglich. In Abhängigkeit von Zugang und Liegedauer sind jedoch gerade Venenverweilkatheter mit typischen, oft schwerwiegenden Komplikationen behaftet.

Wahl des venösen Zuganges: Entscheidend für die Wahl von Ort und Art des venösen Zuganges ist neben dem Zustand des Patienten – hier sind vor allem die Hautverhältnisse bei Verletzungen und Verbrennungen sowie kollabierte, periphere Venen im Schockzustand zu berücksichtigen – die Art der notwendig durchzuführenden Therapie (z. B. hochcalorische parenterale Ernährung, Infusionstherapie unter ZVD-Kontrolle zur Schockbehandlung, usw.).
Hierbei können folgende Richtlinien als gesichert gelten:
a) Medikamenteninjektionen, Blutentnahmen und Kurzzeitinfusionen sollten an oberflächlichen Venen, möglichst der oberen Extremität erfolgen, die nicht als Zugang für einen Zentralvenenkatheter benützt werden. Nach den Untersuchungen von Lassner (300) besteht die günstigste Form der kurzzeitigen Infusionsbehandlung in der intermittierenden, intravenösen Infusion, 12 Stunden pro Tag, mit kurzer Metallkanüle und Wechsel des Punktionsortes der peripheren Vene.
Eine Punktionsstelle sollte nicht länger als 48 Stunden benutzt werden. Lowenbraun (319) mußte an einem Kollektiv carcinomkranker Patienten mit länger verweilenden Babyflügelinfusionskanülen in 9,5% eine Kontamination der Kanülenspitze mit pathogenen Erregern nachweisen.
b) Die Langzeitinfusionstherapie sowie die Zufuhr hyperosmolarer Lösungen zur parenteralen Ernährung bedürfen des sicheren Zuganges in eine großlumige Vene mit ausreichendem Blutdurchfluß zur schnellen Verdünnung der intimareizenden Infusionslösungen. Müller (347) zeigte bei einer Untersuchung von 1000 Infusionspatienten die deutliche Abhängigkeit thrombophlebitischer Komplikationen von der Größe der punktierten Vene: In der Ellbeuge wiesen 11,5% der Patienten, am Unterarm 21,2%, an der Hand 31,6% und am di-

Tabelle 3 Komplikationen peripherer intravenöser Punktionskatheter

Autoren	Fallzahl	Thrombophlebitis	Keimbesiedelung der Katheterspitze	Bakteriämie/ Sepsis
Druskin (134)	54	30,0%	40,7%(< 48 h 0%)	0,0%
Gritsch (201)	127	19,4% (silikonisierte Katheter) 42,8%(einfaches PVC)		
Collins (106)	213	39,0%	43,3%	1,9%
Bentley (42)	756			2,5% (48 h)
Banks (28)	118		45,0%	3,4%
Käufer (266)	46 (Plastik- kanülen > 48 h)	68,0%	53,0%	
Fuchs (178)	364	21,0%	3,6%	
	105 (Plastik- kanülen)	21,0%	2,9%	
Horisberger (243)	37 („normale" Desinfektion)		54,0%	5,4%
	98 (strenge Asepsis)		12,2%	
Cheney (99)	135	47,0%	9,7%	

stalen Unterschenkel 31,1% Thrombosen auf. Das Aufbringen von Thrombophobsalbe vermochte die Häufigkeit am Arm auf die Hälfte zu reduzieren, hatte jedoch keinen Einfluß bei Punktionen an der Hand und am Fuß.

Zur Behandlung und Kontrolle kritischer Kreislaufverhältnisse ist eine zentralvenöse Katheterlage zu fordern, welche neben einer schnellen Volumensubstitution die Messung des zentralen Venendruckes als entscheidendes Kreislaufkriterium ermöglicht.

Periphere Venenverweilkatheter sind bei Überschreitung einer Liegezeit von zwei Tagen mit einer beachtlichen Zahl von Komplikationen behaftet, wobei lokale thrombophlebitische Reizzustände, Bakterienkontamination der Katheterspitze, lokale Infekte sowie nachfolgende septische Komplikationen im Vordergrund stehen: Eine Literaturzusammenstellung von 9 Autoren mit insgesamt 2053 untersuchten Patienten (Tabelle 3) ergibt eine Häufung thrombophlebitischer Zustände in 36% sowie positive Bakterienkulturen der Katheterspitze in 28,4% bei einer Liegedauer des Katheters von länger als zwei Tagen. Vom Katheter ausgehende Bakteriämien wurden hierbei in 3,3% beobachtet.

Die Zusammenstellung zeigt zum Teil erhebliche Unterschiede der Komplikationshäufigkeit, bedingt durch die verschiedenen Patientenkollektive, unterschiedliche Liegedauer der Katheter, verschiedenes Kathetermaterial und Unterschiede im aseptischen Vorgehen.

Allzuoft werden periphere Venenverweilkatheter oder Plastikkanülen unter einfacher Alkoholdesinfektion eingebracht; dies erklärt die hohe Zahl der bakteriell positiven Befunde.

Aus der Tatsache, daß zahlreiche Untersuchungen die signifikante Komplikationssteigerung bei Überschreiten der Verweildauer von 48 Stunden zeigen, muß der Schluß gezogen werden, daß für alle peripher liegenden Katheter die Entfernung zum frühest möglichen Zeitpunkt, spätestens jedoch nach zwei Tagen gefordert werden muß.

Der periphere Venenverweilkatheter ist damit zur Langzeitinfusionstherapie und zur parenteralen Ernährung dem komplikationsärmeren Zentralvenenkatheter unterlegen.

Venae sectio: Die Venenkatheterisierung über eine Venae sectio stellt gegenüber der Punktion ein aufwendigeres Verfahren mit größerer Gewebstraumatisierung dar (BURRI, 88; SIEWERT, 427). Die bei der Venenfreilegung oft geübte Venenligatur führt zwangsläufig über Stase zur Thrombose. Die mangelnde Umspülung des intravasalen Katheteranteils sowie die unzureichende Verdünnung der infundierten Lösungen, vor allem bei peripher liegenden Venae sectio-Kathetern, erklären die Häufigkeit der auftretenden phlebitischen Reizzustände und ihre Folgen.

SCHULTE (421) fand beim Vergleich von Kathetern über die Vena basilica bei Venae sectio-Kathetern in 56% Komplikationen, welche eine Entfernung notwendig machten, gegenüber 27% bei Punktionskathetern der gleichen Vene. BURRI (88) fand bei seiner prospektiven Katheterstudie bei Venae sectio-Kathetern eine mehrfach höhere Komplikationshäufigkeit gegenüber Punktionskathetern: Hautreizung in 33,2% gegenüber 13,5% bei Punktionskathetern, Hautinfekte in 13,5% gegenüber 1,4% bei Punktionskathetern, Thrombophlebitis in 17,5% gegenüber 3,4% bei Punktionskathetern. Thrombosen in 9,8% gegenüber 5,5% nach Punktion.

Tabelle 4. Bakterielle Komplikationen nach Venae sectio und Punktionskathetern, Keimbesiedelung der Katheterspitze

Autoren	Venaesectio		Punktions katheter
FUCHS (178)	25,0%		3,3%
SIEWERT (427)	56,8%		14,0%
BOLASNY (58)	29,0%		6,0%
	5,0%	(nach strengstem aseptischen Vorgehen)	3,0%
MORAN (344)	78,0%	(Doppelblindversuch Placebogruppe)	
	18,0%	(Katheter- und Wundabdeckung mit Neomycin, Bacitracin, Polymyxin)	

Mehrere Autoren berichten über die bakterielle Kontamination von Katheterspitzen bei
Venae sectio und Punktionskathetern und finden bei Venae sectio mehrfach häufiger bakteriell positive Befunde (Tabelle 4).
MORAN (344) konnte aufzeigen, daß durch
streng aseptisches Vorgehen und sorgfältige
Katheterpflege mit steriler und antibiotischer
Abdeckung die Infektzahl auch bei Venae sectio deutlich gesenkt werden kann.
Die Indikation zur operativen Venenfreilegung
ist bei den vielfältigen Möglichkeiten eines
zentralvenösen Punktionszuganges heute nur
noch in Ausnahmefällen gegeben. Hierzu sollten folgende Richtlinien des operativen Vorge-
hens erwähnt werden:
a) Die gesonderte Herausleitung des Katheters
durch eine separate Hautincision in ausreichendem Abstand von der Operationswunde
ist eine allgemeinchirurgische Selbstverständ-
lichkeit (Abb. 9).

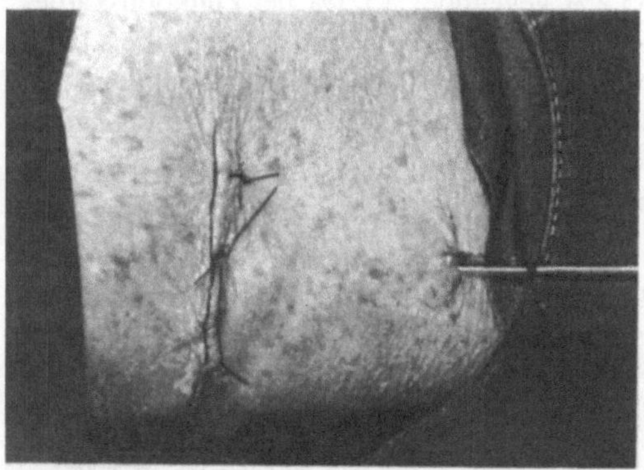

Abb. 9. Gesonderte Herausleitung des Venenkatheters neben der Operationswunde bei Venenfreilegung

b) Der venöse Blutfluß der freigelegten, katheterführenden Vene sollte, wenn möglich, erhalten werden. Dies kann erreicht werden
durch:
1. Punktion der freigelegten Vene,
2. Einführung des Katheters in einen kleinen
Seitenast der katheterführenden Vene,
3. bei großen Venen Abdichtung der Kathetereintrittsstelle lediglich durch eine Tabaksbeu-

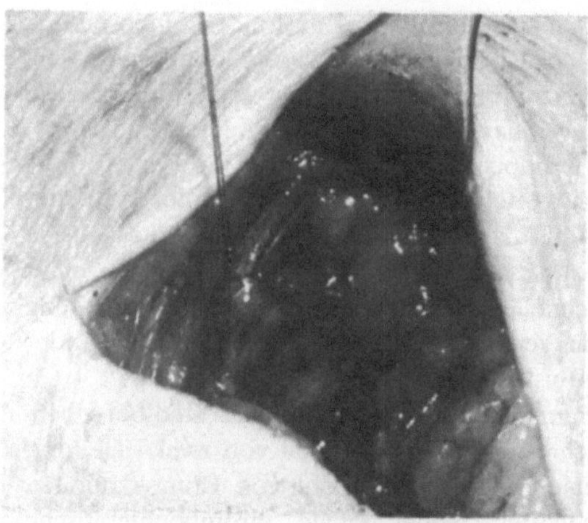

Abb. 10. Abdichtung der Kathetereintrittsstelle an
der Vena basilica durch Tabaksbeutelnaht

telnaht (MERKEL, 339; SCHULTE, 421; SIEWERT,
427) (Abb. 10)
Empfehlenswerte Zugänge zum Zentralvenen-
system durch eine operative Venenfreilegung
sind die Vena basilica im Oberarmbereich sowie die Vena cephalica im Sulcus deltoideo
pectoralis. In Sonderfällen kann der von MER-
KEL und MC QUARRIE (339) beschriebene Zugang über einen Nebenast der Vena subclavia
gewählt werden. Die in der Pädiatrie noch oft
geübte Venae sectio der Vena saphena magna
im Innenknöchelbereich zur kurzfristigen Infusionstherapie sollte beim Erwachsenen vermieden werden. Beim Säugling kann über die
Freilegung der Vena jugularis externa ein oberer Cava-Katheter in den meisten Fällen erreicht werden.
*Für die Durchführung der Venae sectio ist eine
strenge chirurgische Asepsis mit Entfettung und
dreimaliger Desinfektion der Haut, steriler Abdeckung und steriler Kleidung des Operateurs
selbstverständlich.*
Die Infusionstherapie ist ein elementarer, un-
abdingbarer Bestandteil chirurgischer Behandlung. Deshalb ist die Schonung und Erhaltung
peripherer punktionszugänglicher Venen ober-
stes Gebot. Injektionen und Kurzinfusionen
sollten über oberflächliche Venen erfolgen,
welche nicht als Katheterzugang in Frage kommen. Die Venenkatheter durch Punktion ist
das schnellere, gewebsschonendere und risi-

koärmere Verfahren als die aufwendigere Venae sectio. Als ultima ratio behält die operative Venenfreilegung jedoch ihre Bedeutung.

Durch gesonderten Hautdurchtritt des Katheters und möglichst erhaltene Blutdurchströmung der freigelegten Vene, strenge Beachtung chirurgischer Asepsis und sorgfältige Pflege von Operationswunde und Kathetereintrittsstelle unter steriler Abdeckung können Komplikationshäufigkeit gesenkt und Funktionsdauer des Venenkatheters durch Venae sectio erhöht werden.

IV. Zugangswege zur Vena Cava

Eine zuverlässige Messung des zentralen Venendruckes und die Möglichkeit der gefahrlosen Zufuhr von hyperosmolaren Substanzen verlangen einen zentralen Sitz der Katheterspitze im klappenlosen oberen Hohlvenensystem. Im Gegensatz zu anderen Autoren (EASTRIDGE, 138, 139; JAIKARAN, 256; SAEGESSER, 406) und den äußerst selten gewordenen Vertretern des unteren Zuganges von der Femoralis aus *bezeichnen wir die Vena cava superior unmittelbar vor ihrer Einmündung in den rechten Vorhof als idealen Kathetersitz.* Dringt die Spitze in den rechten Vorhof ein, können Komplikationen, wie Perforationen, Reizleitungsstörungen und flächenartige Wandschädigungen entstehen. Der Zugang zur Vena cava kann durch Punktion oder Freilegung peripherer Venen erreicht werden. Es kommen in Frage:

A) die Vena basilica, resp. die oberflächlichen Venen des Armes,
B) die Vena jugularis externa,
C) die Vena jugularis interna,
D) die Vena subclavia, resp. anonyma,
E) die Vena femoralis

A. Der Zugang über die Vena basilica

Bei den Zugängen über die Armvenen bieten sich zur Venenfreilegung die oberflächlichen Venen im Ellbogenbereich, die Basilica auf der Innenseite des Oberarmes und die Cephalica in ihrem ganzen Verlauf bis zur Schulter an. Entsprechend unserer Erfahrung ist jedoch die Cephalica nicht, wie allgemein angenommen, zur Freilegung besonders gut geeignet: Sie weist starke individuelle Unterschiede in Verlauf, Größe und Beschaffenheit auf. Einzig im Bereich an der Schulter im Sulcus deotoideo pectoralis ist sie einigermaßen regelmäßig aufzufinden. Zum Einlegen eines zentralen Katheters durch eine Punktionskanüle kommen verschiedene Vorderarmvenen sowie die Cephalica, vor allem aber die Basilica im Ellbeugebereich in Frage (Abb. 11). Auch hier bietet die Cephalica infolge ihres geringen Lumens, zahlreicher Venenklappen oder des stark gebogenen Verlaufes im Schulterbereich sehr oft erhebliche Schwierigkeiten beim Vorschieben des Katheters. Von den vorhandenen Venen im Bereich des Armes erweist sich demnach der Zugang über die Brachialis von der Vena basilica aus als empfehlenswert. Seit 1958 wird der Basilica-Katheter von der Arbeitsgruppe um OPDERBECKE (364–367 angewandt. Im Jahre 1961 erfolgte die erste Puplikation im deutschen Schrifttum über Erfahrun-

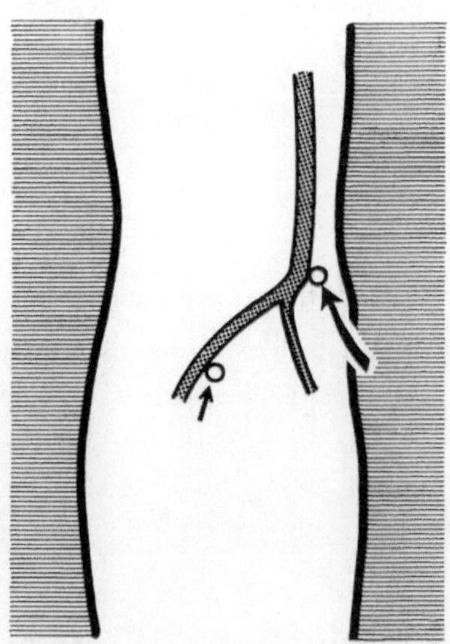

Abb. 11. Zugang zur Vena basilica im Bereich der Ellbeuge

gen bei 150 Kathetern (OPDERBECKE, 364). Schon damals wurden gewisse Grundregeln aufgestellt, um Komplikationen zu vermeiden, deren strikte Einhaltung dazu führte, daß von der Nürnberger Anaesthesie-Gruppe der Basilica-Katheter auch heute noch bevorzugt wird.

Die Punktion der Vena basilica erfolgt nach Anlegen einer Staubinde um den Oberarm, auf der Innenseite der Ellbeuge, wenn möglich etwas oberhalb des Gelenkes. Nach Einschieben des Katheters durch die Punktionskanüle um einige Zentimeter wird die Staubinde entfernt und der Katheter vorgeschoben, bis seine Spitze nach vorangegangener Längenabschätzung (ca. 50 cm) im Bereich der Cava superior liegt. Um Gefäßperforationen durch die vordringende Katheterspitze zu vermeiden, soll der Katheter ohne jede Kraftanwendung vorgeschoben werden. Treten beim Vorschieben Hindernisse auf, die durch Abwinkelung des Gefäßes oder Venenklappen bedingt sein können, muß man durch vorsichtiges Vorschieben bei gleichzeitiger Lageänderung des Armes versuchen, das Hindernis zu überwinden. Behindernde Venenklappen werden oft durch Injektion einiger Kubikzentimeter Infusionslösung durch den Katheter oder vorzeitiges Anlegen und Laufenlassen der Infusion überwunden. Bleibt er im Bereich der Axilla stecken, kann diese Behinderung oft durch maximale Abduktion und Außenrotation des Armes und anschließendes vorsichtiges Weiterschieben beseitigt werden.

Der allgemeinen Ansicht entsprechend, können bei dem Zugang über die Vena basilica ohne weiteres sterile Sets verwendet werden. Da in diesem Bereich die Punktion relativ einfach gelingt, darf auf die Verwendung steriler Handschuhe und einer Gesichtsmaske verzichtet werden. Sind jedoch zusätzliche Manipulationen, wie Injektionen in die Katheter oder das vorzeitige Laufenlassen der Infusion angezeigt, darf auf die sterile Abdeckung der Punktionsstelle, das Tragen von Handschuhen und Gesichtsmaske nicht verzichtet werden.

Bei jedem liegenden Cava-Katheter hat eine radiologische Überprüfung der Katheterlage zu erfolgen. Geschieht das Einlegen nicht un-

ter direkter Bildwandlerkontrolle, muß eine Thoraxübersichtsaufnahme durchgeführt werden. Die meisten der heute verwendeten Katheterschläuche lassen sich dabei mit genügend großer Sicherheit ohne zusätzliche Maßnahmen lokalisieren. Gelingt jedoch die Darstellung der Katheterspitze im Mediastinalschatten nicht einwandfrei, sollte man auf die Möglichkeit der Kontrastmitteldarstellung zurückgreifen.

Nähere Angaben zum Zugang über die Vena basilica finden sich bei BROCKNER (74), BURRI (80–92), CHENEY (99), COLLINS (106), DUFFY (136), FISCHER (164), GRITSCH (201), HACHE (209), HENNEBERG (223, 224), HENTSCHEL (226), HILDEBRANDT (232), HOLT (240), HUGHES (248), LADD (291), McNAIR (351), OPDERBECKE (364–367), ROSS (399), SCHULTE (421), STOECKEL (446) und WIEMERS (484)

B. Der Zugang über die Vena jugularis externa

Seit der Katheterismus der unteren Hohlvenen in der geschichtlichen Entwicklung aufgrund seiner gehäuften Komplikationen mehr und

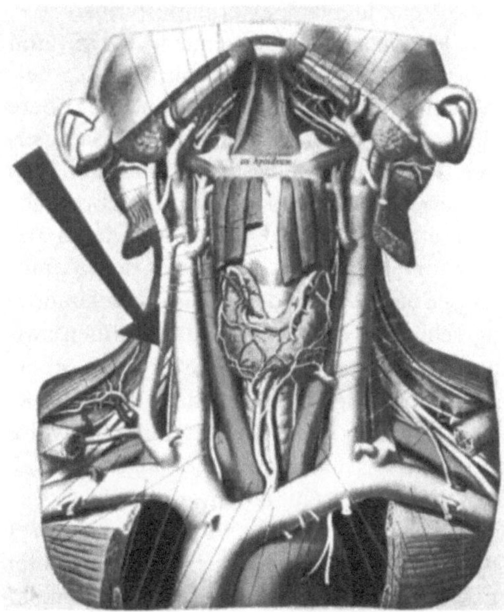

Abb. 12. Topographische Verhältnisse der Vena jugularis externa

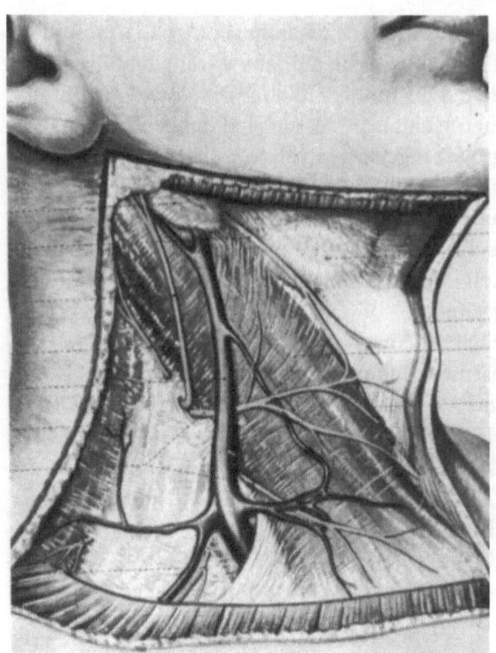

Abb. 13. Der Verlauf der Vena jugularis externa

mehr verlassen wurde, hat die Vena jugularis externa als Zugangsweg zur Vena cava superior — wenigstens vorübergehend — an Bedeutung gewonnen. Wenn wir von der Vena jugularis externa sprechen, so meinen wir dabei die Vena jugularis externa posterior.

Alle Halsvenen fließen nach LANZ und WACHSMUT (298) durch Vermittlung der beiden Venen brachiocephalicae in die obere Hohlvene ab (Abb. 12, 13). Die drei Sammelvenen liegen im Mediastinum und sind den hier herrschenden besonderen Druckverhältnissen unterworfen. In ihnen ist wie in der Pleurahöhle der Druck gegenüber dem Atmosphärendruck vermindert. Die Druckminderung schwankt beim Ein- und Ausatmen zwischen 3 und 5 mmHg, sie ist von der Körperhaltung abhängig: In Kopftieflage kann sie bei flacher Atmung und kleinem Herzschlagvolumen sogar das Übergewicht erlangen, so daß die Halsvenen gestaut anschwellen.

Diese Möglichkeit nützen wir zur Punktion der Vena jugularis externa aus. Aber auch unter krankhaften Bedingungen kann es zur Umkehr der Druckverhältnisse kommen, wie etwa beim Spannungspneumothorax, Mediastinalemphy-

sem, Mediastinaltumoren oder aber allein auch bei heftigem Pressen (Abb. 13, 14).

Für alle großen Venenstämme des Halses gilt einheitlich, daß sie dem mediastinalen venösen Unterdruck angeschlossen sind; der Unterdruck nimmt gegen das Mediastinum hin zu. Die Halsvenen sind also reine Saugadern, welche über große Strecken hin keine stromrichtenden Venenklappen besitzen.

Die Vena jugularis externa posterior besitzt in 75% zwei bis drei Klappenpaare im Hauptstamm, die Vena jugularis externa ventralis in 50% je ein Klappenpaar. Die Häufigkeit der Venenklappen nimmt an den oberflächlichen Halsvenen von ventral nach dorsal zu. Die Vena jugularis externa posterior leitet die temporalen und occipitalen Venen der Kopfschwarte ab. Sie entsteht durch die Vereinigung der Vena retromandibularis und Vena retroauricularis und zieht vom Kieferwinkel schräg über dem Musculus sternocleidomastoideus in das Trigonum colli laterale. Hier durchbohrt sie die Fascia superficialis, gelangt ins Spatium intraaponeuroticum, durchbricht die Fascia omoclavicularis und mündet allein oder zusammen mit der Vena transversa scapulae in die Vena subclavia oder auch in die Vena jugularis interna. Die Vena jugularis externa posterior ist topographisch recht konstant und auch beim Kleinkind relativ stark ausgebildet und leicht auffindbar, jedoch darf ihre Dünnwandigkeit nicht unterschätzt werden.

Zur Punktion wird in Trendelenburg-Lage der Kopf des Patienten nach der Gegenseite gedreht, wobei sich der Musculus sternocleidomastoideus zusammen mit der Vene anspannt. Durch Kompression des Gefäßes fingerbreit über die Clavicula und Pressenlassen des Patienten (Valsalva) wird dieses besser sichtbar gemacht (Abb. 14). Zur Punktion der Jugularis externa wird von einigen Autoren die Verwendung von Lokalanaesthesie empfohlen; sie ist aber nach unseren Erfahrungen in den meisten Fällen überflüssig. Der Einstich in die Vene erfolgt in der Mitte des Kopfnickers oder etwas distal davon. Wenn Blut durch die Nadel in den Katheter zurückfließt, kann dieser vorgeschoben werden. Um mit Sicherheit eine

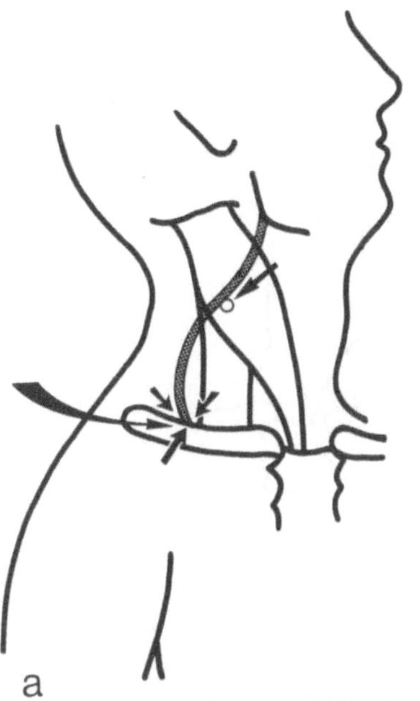

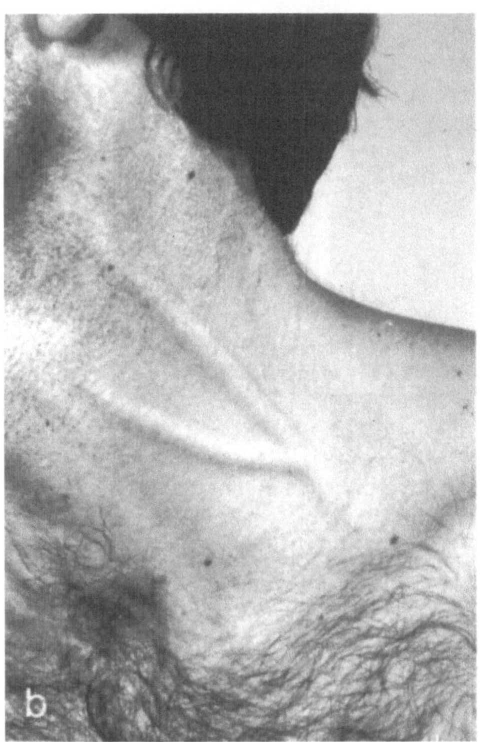

Abb. 14. (a) Punktionsstelle für die Vena jugularis externa; (b) Durch Pressenlassen (Valsalva) und Kopftieflage wird die Vena jugularis externa deutlich sichtbar

zentrale Katheterlage zu erreichen, wird auf der rechten Seite der Plastikschlauch 15–20 cm, auf der linken 20–25 cm vorgeschoben.

Auch hier empfiehlt sich die Verwendung eines Bildwandlers, in jedem Falle ist die zentrale Katheterlage durch eine Thoraxübersichtsaufnahme zu verifizieren (Abb. 15).

Beim Zugang über die Jugularis externa kommt es relativ häufig vor, daß sich dem Katheter Widerstände in Form der Venenklappe an der Einmündungsstelle oder durch Abweichen in ein anderes Halsgefäß entgegenstellen. Bleibt die Katheterspitze im Bereich der Clavicula stecken oder nimmt sie den Weg in eine oberflächliche Vene, kann diese Fehllage häufig durch Zug am Arm nach distal und Druck auf die Katheterspitze von außen beseitigt werden.

In jedem Falle ist ein Zurückziehen des Katheters durch eine liegende Nadel verboten.

Gegen die Verwendung von Plastikkanülen, die wegen ihrer Kürze nur in der Vena jugularis externa posterior liegen sollen, möchten wir an dieser Stelle Bedenken anmelden. Dieses Verfahren, welches gerne bei Säuglingen und Kleinkindern angewendet wird, kann beim Erwachsenen nur während Operationen Verwen-

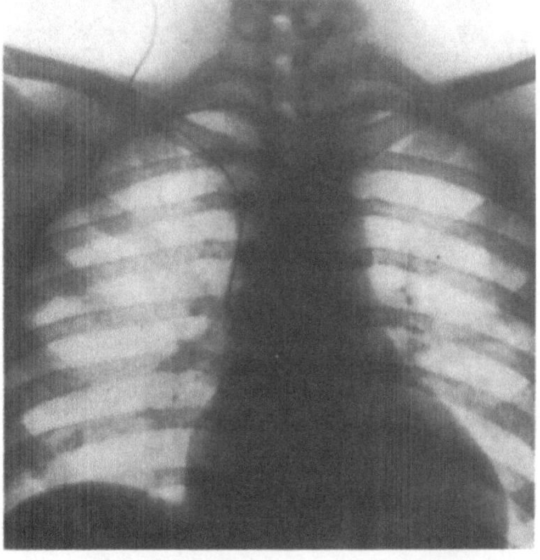

Abb. 15. Korrekte Lage eines Jugularis externa-Katheters

dung finden, da beim wachen Patienten durch die ständigen Drehbewegungen des Kopfes die Gefahr der Perforation der Kanülenspitze besteht.

Der Zugang über die Vena jugularis externa wird von DUDRICK (135) und anderen Autoren für den Säugling und das Kleinkind empfohlen. Nähere Angaben über Technik und mögliche Komplikationen finden sich bei ALLGÖWER (4, 5), BORUCHOW (66), BURRI (80–92), DUDRICK (135), DUFFY (136), HENTSCHEL (226), JONES (265), KEENLEYSIDE (270), McLEAN (303, 304), NORDLUND (358), RAMS (386), SAEGESSER (406) und WIEMERS (484).

C. Der Zugang über die Vena jugularis interna

Als wir (88) 1971 eine umfassende Publikation über die Problematik des Cava-Katheters verfaßten, gab es bei der Antwort auf die Frage nach dem einfachsten, sichersten und risikoärmsten Zugang zur oberen Hohlvene noch genügend Wenn und Aber und ein Patentrezept konnte nicht angeboten werden. Der Zugangsweg über die Vena jugularis interna, von

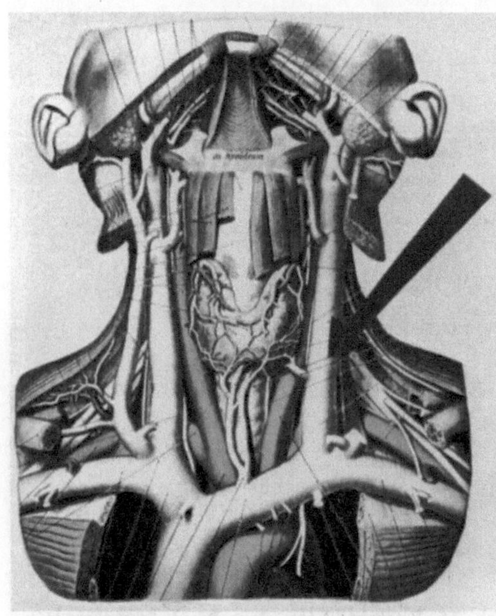

Abb. 16. Topographie der Vena jugularis interna

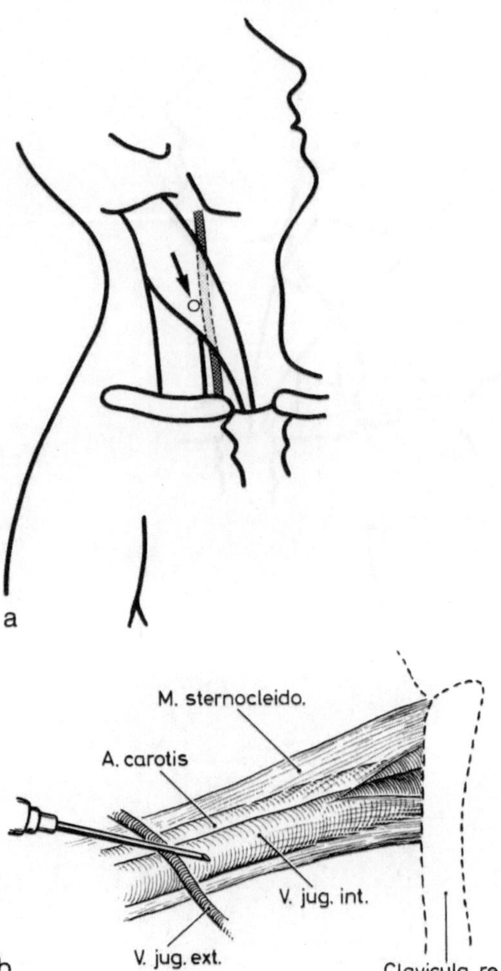

Abb. 17. (a) Punktionsstelle für die Vena jugularis interna; (b) Die unmittelbare Nachbarschaft der Vena jugularis interna

HERMOSHURA (229) 1966 erstmals angegeben, blieb im europäischen Raum zunächst weitgehend unbekannt und war bei der Erstellung der o. g. Studie überhaupt noch nicht Gegenstand der Diskussion.

Die Anaesthesie-Gruppe der Universität Erlangen, und hier besonders HEITMANN (215–217), haben sich bleibende Verdienste um dieses Vorgehen erworben. Aufgrund eines Besuches an der Cleveland-Klinik in Ohio griff HEITMANN (216) diese Technik auf und prüfte sie auf eine breitere Anwendbarkeit. Er stellte für die Punktion dieses Gefäßes drei Forderungen auf:

- Möglichst weit weg von der Pleura!
- Möglichst weit weg von den Arterien (Arteria carotis, communis, Arteria subclavia, Arteria anonyma)!
- Möglichst achsengleicher Verlauf von Punktionsnadel und Vene!

Aufgrund dieser Forderungen ergab sich eine Punktionstechnik, die im Gegensatz zu den unterschiedlichen Empfehlungen von DAILY (114), ENGLISH (149) und JERNIGAN (259, 260) durch einen weit cranial und transmusculär liegenden Zugang gekennzeichnet ist (Abb. 16, 17).

Bezüglich Indikation und Asepsis beim Einlegemanöver sowie der Katheterpflege gelten auch bei der Jugularis interna die bisher erarbeiteten und mittlerweile allgemein bekannten Regeln unverändert und müssen peinlich genau eingehalten werden.

Zur sicheren Katheterapplikation über die Vena jugularis interna empfehlen wir folgendes Vorgehen:

1. Wegen des absolut geraden Gefäßverlaufes (Vena jugularis interna — Vena anonyma — Vena cava superior) sollte der rechten Seite stets der Vorzug gegeben werden (Abb. 18).

2. Es hat sich bewährt, ein Dreieck, das durch die Fixpunkte Mastoid, Jugulum und Punktionsstelle für die infraclaviculäre Subclaviapunktion definiert ist, mit steriler Abdeckung

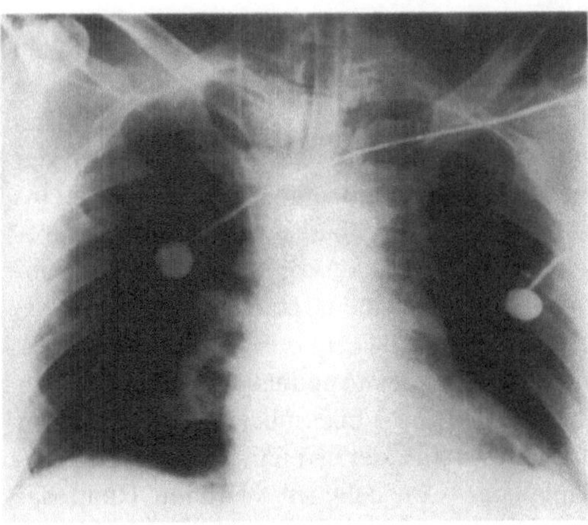

Abb. 18. Der geradlinige Verlauf des Katheters in der Vena jugularis interna ist radiologisch leicht dokumentierbar

zu versehen. Auf diese Weise bleiben die Zugangsmöglichkeiten über die Vena jugularis externa sowie über die Vena subclavia als Alternativen, sollte die Punktion der Vena jugularis interna einmal nicht möglich sein.

3. Die Punktion sollte, wegen der besseren Venenfüllung und zur absoluten Vermeidung einer Luftembolie, stets in Trendelenburg'scher Position, wenn es sein muß auch bei extremer Kopftieflage, durchgeführt werden, insbesondere bei erheblichem Volumenmangel und bei kleineren Kindern.

4. Nach sorgfältiger Identifizierung der Arteria carotis und der Vena jugularis unter dem Sternocleidomastoideus mit dem tastenden Finger, was am relaxierten Patienten in Narkose einfach, in Lokalanaesthesie für den in der Methode Geübten aber ebenfalls möglich ist, wird in Höhe der den Muskel kreuzenden Vena jugularis externa posterior in einem Winkel von 30–45° zur Hautoberfläche, in Richtung auf den medialen Rand des claviculären Muskelansatzes transmusculär punktiert. In einer Tiefe von 3,5–4,5 cm erreicht man beim Erwachsenen, nach Überwindung eines durch die Muskelfascie hervorgerufenen deutlichen Widerstand, das Lumen der inneren Drosselvene.

In den meisten Fällen läßt sich der Katheter dann ohne Schwierigkeiten in die Vena anonyma und weiter in die Vena cava superior vorführen.

5. Die Probepunktion mit einer dünnen Nadel vorgängig der Punktion mit dem Verweilkatheter wird empfohlen. Diese Maßnahme ist insbesondere bei den sehr kleinen anatomischen Verhältnissen bei Neugeborenen und Säuglingen von Vorteil. Versehentliche Carotispunktionen lassen sich hierdurch erheblich einschränken.

6. Das Einlegen des Katheters sollte, wenn irgend möglich, unter Röntgenbildwandlerkontrolle erfolgen, um sofort eine korrekte Lage der Katheterspitze sicherzustellen. Insbesondere weiche Katheter aus Polyaethylen neigen vermehrt zu Schlingenbildungen, die unter Röntgensicht vermieden bzw. sogleich korrigiert werden können. Besteht nicht die Möglichkeit der Nutzung eines Bildwandlers, hat

eine Röntgenkontrolle durch eine Thoraxübersichtsaufnahme zu erfolgen.

Folgende Autoren haben sich insbesondere mit diesem Zugangsweg befaßt: BAHN (26), BURRI (90, 92), DAILY (114), DEFALQUE (121), ENGLISH (149), HEITMANN (215–217), HERMOSHURA (229), JERNIGAN (259, 260).

D. Der Zugang über die Vena subclavia/anonyma

Für diese Zugangswege erlangen Anatomie und Topographie der Gefäße im Bereich der oberen Hohlvene entscheidende Bedeutung:
Die Vena subclavia sammelt den venösen Rückfluß aus den oberen Extremitäten und stellt die Fortsetzung der Vena axillaris dar. Beiderseits hinter dem Sternoclaviculargelenk liegt der Angulus venosus. In ihm vereinen sich der brachiale und craniale Rückstrom zur Vena brachiocephalica, die auch als Vena anonyma bezeichnet wird.
Bedingt durch die Rechtsposition der Vena cava im Thorax ist die linke Vena brachiocephalica dreimal länger als die rechte; der kürzere Zugang zur Vena cava superior also rechts zu finden.
In den rechten Angulus venosus mündet der Truncus lymphaticus dexter als Sammelgefäß der Lymphe aus Achselknoten, Schlüsselbeinknoten und Brusthöhle, während in den linken Angulus venosus über den Ductus thoracicus noch zusätzlich die Lymphe der unteren Extremitäten einfließt (Abb. 19).
Zwei speziell für den Katheterismus der Vena cava superior günstige topographische Gegebenheiten seien betont (LAND, 294, 295):
— In der Fossa supraclavicularis trennt sich die Vena subclavia von der bis dahin eng parallel verlaufenden Arterie, die sich nach dorsal wendet, und
— sind die Venae subclavia und brachiocephalica (anonyma) mit den Fascien des Musculus subclavius, des Musculus scalenus ventralis und der Fascia colli media bindegewebig derart verbunden, daß ihre Lumina selbst in ausgeprägter Hypovolaemie noch klaffen, und die Gefäße der punktierenden Nadel kaum ausweichen.

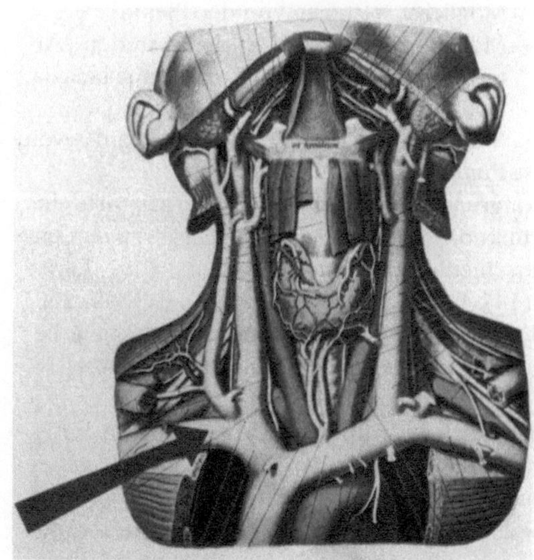

Abb. 19. Topographie von Subclavia und Anonyma auf der rechten Seite

Für die Katheterisierung der Vena cava superior aus der Schlüsselbeinregion sind vier Techniken angegeben:
1. der infraclaviculäre Zugang nach AUBANIAC (15–18),
2. der supraclaviculäre Zugang nach YOFFA (494),
3. die Punktion des Angulus venosus (235),
4. die Direktpunktion der Vena anonyma (94, 145).
Die Punktionsstelle für das direkte Eingehen in die Vena anonyma liegt zwischen Clavicula und erster Rippe, 1–1,5 cm lateral vom Manubrium sterni. Diese Technik wird wegen der unmittelbaren Nähe der Lungenspitze rechts und der engen Nachbarschaft zur Arteria carotis communis und der kreuzenden Arteria subclavia links allgemein gemieden (DEUBZNER, 124).
Die Punktion des Angulus venosus, d. h. das Eingehen in die Vena subclavia kurz vor der Mündungsstelle der Vena jugularis interna, cranial der Clavicula am vorderen Rand des Musculus sternocleidomastoideus perforierend, ist ebenfalls ein selten gewählter Zugang, weil hier die Gefahr einer Traumatisierung des Truncus lymphaticus mit der Folge des Chylo-

thorax für nicht gering gehalten werden muß.

Die bevorzugten Wege zur Vena subclavia superior sind die Punktionstechniken der Vena subclavia, wie sie von AUBANIAC (15–18) und YOFFA (494) empfohlen wurden.

Der supraclaviculäre Zugang nach Yoffa (Abb. 20): Bei der Technik dieses australischen Autors, der das Vorgehen 1965 beschrieben hat, sollte ein rechtshändiger Operateur die Venenpunktion, wenn immer möglich, von der linken Seite ausführen. Die korrekte Identifikation des Sternocleidomastoideus-

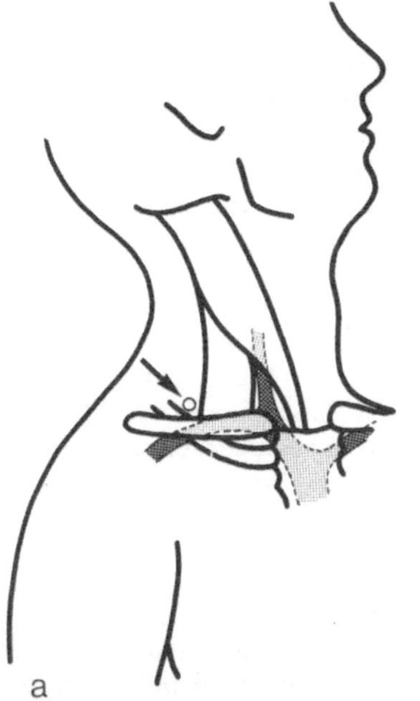
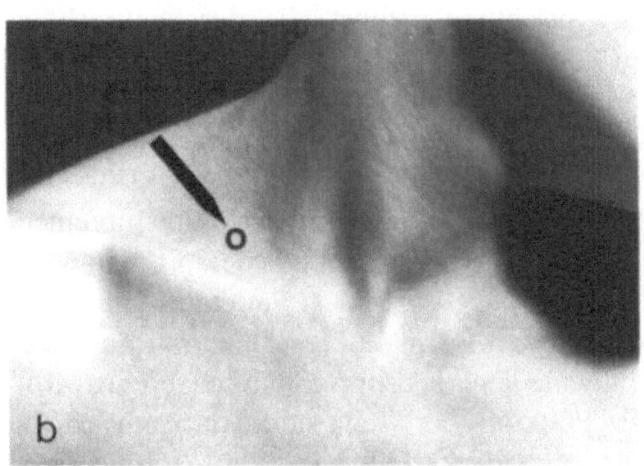

Abb. 20 a u. b. Supraclaviculärer Zugang nach Yoffa.
(a) schematisch; (b) klinisch

Winkels bietet den Schlüssel zu diesem Vorgehen. Das Erkennen des Muskelrandes kann bei fettleibigen Patienten schwierig sein, wird jedoch durch Anspannen des Muskels unter Anheben des Kopfes erleichtert. Kann der Muskelrand trotz dieser Maßnahme nicht sichtbar gemacht werden, gelingt seine Lokalisation mit Sicherheit durch Palpation. Die Vorbereitung der Haut geschieht in der üblichen Weise durch Entfettung und Desinfektion. Die Einstichstelle liegt am lateralen Ansatzpunkt des Musculus sternocleidomastoideus gegen die Clavicula. Hier wird eine Hautquaddel mit Lokalanästhesie gesetzt. Dann erfolgt das Einstechen der Punktionskanüle, die in einem Winkel von 45° zur Sagittal- und 15° über die Horizontalebene gebracht wird. Die Nadel perforiert die tiefe cervikale Fascie und dringt in die Vena subclavia ein. Es ist eine intravasale Katheterlänge von 15–20 cm notwendig, um der Spitze eine Position im oberen Hohlvenengebiet zu sichern. Bei diesem Vorgehen ist zu bedenken, daß die Nadelspitze von oben gegen die Pleuraspitze gerichtet wird, und es somit leicht zu einer Verletzung des Pleuraraumes kommen kann. Die Pleura liegt nur etwa 5 mm unter der Vena subclavia und in der Stoßrichtung der Nadel. Ein Suchen nach der Vena subclavia in mehr als 2–3 cm Tiefe wird gefährlich.

Der infraclaviculäre Zugang nach Aubaniac (15–18) (Abb. 21): Das Verfahren des in Nordafrika tätigen Autors, das bereits 1952 publiziert wurde, erscheint gegenüber den anderen Techniken der Vena subclavia-Punktion besonders empfehlenswert, weil man von hier eine relativ größere Distanz zur Pleura hat, die Stichrichtung im Gegensatz zur Methode von YOFFA (494) eher tangential zur Pleura, die Arterie in diesem Bereich betont getrennt von der Vene verläuft und der Truncus lymphaticus in sicherer Distanz liegt.

Für die Punktionstechniken um die Clavicula herum sind folgende Punkte besonders zu berücksichtigen:

– Behaarte Hautflächen müssen rasiert werden.

– Die Haut soll im Bereich der Einstichstelle

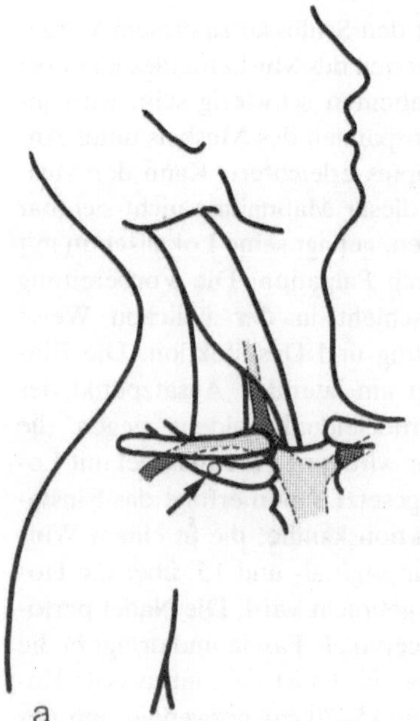

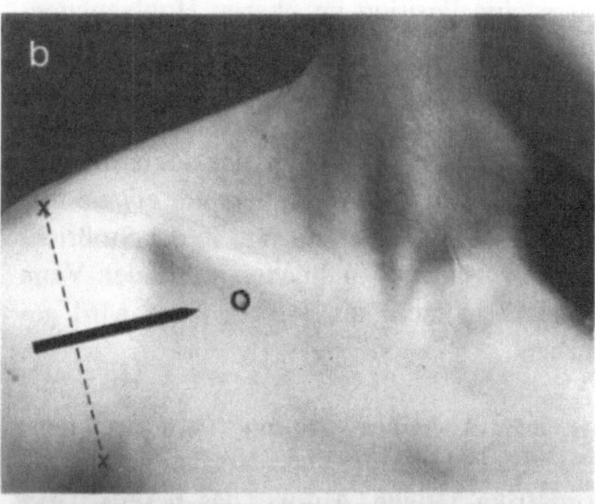

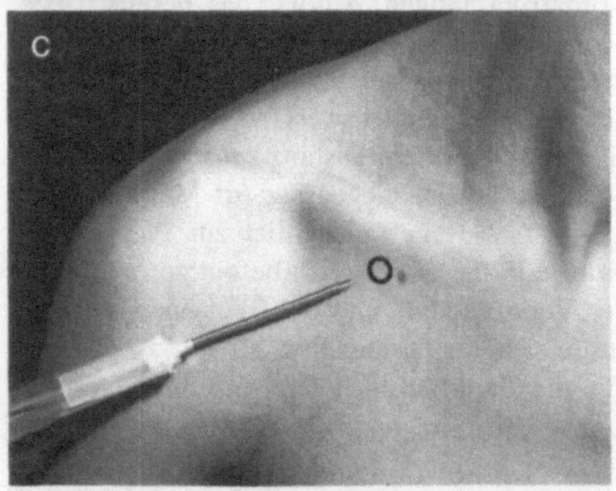

Abb. 21 a–c. Der infraclaviculäre Zugang nach Aubaniac. (a) schematisch; (b) klinisch; (c) Punktionsstelle

entfettet und mit einem Desinfektionsmittel großflächig behandelt werden. (Man beachte dabei, daß entscheidend für den Effekt der desinfizierenden Maßnahme die Einwirkungsdauer des Desinficienz ist).

– Beim wachen Patienten werden Haut und periostnahes Subcutangewebe lokalanästhesiert.
– Die Umgebung der Punktionsstelle soll steril abgededeckt werden.
– Der Arzt soll sterile Handschuhe und einen Mundschutz tragen.

Bei der Punktionstechnik orientiert man sich nach der Clavicula. Der Knochen liegt unmittelbar unter der Haut und ist gut abzutasten. Wenn man nun infraclaviculär, etwa in der Mitte der Clavicula, mit der Punktionsnadel eingeht, so hat man nur verhältnismäßig wenig Schichten bis zum Erreichen der Vene zu durchdringen. Unter den Platysmafasern und den meistens nur wenig ausgebildeten Panniculus adiposus stößt man zunächst auf das obere derbe Blatt der Fascia pectoralis, das mit dem Musculus pectoralis major fest verbunden ist, erreicht bei weiterem Vorschieben der Nadel das tiefe Blatt der Fascie und trifft nach Passage lockeren Bindegewebes das Gefäß. Nur wenn die Nadel besonders dicht unter der Clavicula durchgeführt wird, muß neben den angegebenen Schichten auch der Musculus subclavius durchbohrt werden.

Die Einstichstelle der Nadel liegt im Bereich der Claviculamitte oder etwas medial davon. An der auserwählten Stelle unterhalb des Schlüsselbeines wird die Punktionskanüle in einer Richtung geführt, die der Senkrechten auf die Verbindung Acromio-Claviculargelenk/vordere Achselfalte entspricht. Die Vene wird in einer Tiefe von 3–5 cm zwischen Clavicula und erster Rippe erreicht (Abb. 21).

Zur Vermeidung einer Luftembolie empfehlen zahlreiche Autoren neben der Punktion in Trendelenburg-Lage des Patienten die Verwendung einer Injektionsspritze, mit der dauernd eine leichte Aspiration durchgeführt wird. Die Punktion der Vena subclavia kann jedoch auch ohne dieses Hilfsmittel mit gebrauchsfertigen Einlegegeräten durchgeführt werden, wobei unter Kopftieflage Blut in den Katheter zurückfließt und so die intravasale Lage der Nadelspitze anzeigt. Beim Nachweis von venösem Blut in der Spritze oder im Katheter kann dieser vorgeschoben werden. Die intravasale Länge ist entsprechend den anatomischen Gegebenheiten auf der linken Zugangsseite etwas größer; sie entspricht ungefähr derjenigen beim Jugularis externa-Katheter.

Das Vorschieben des Katheters gelingt bei der direkten Punktion der Vena subclavia meistens leicht. Es können jedoch auch bei dieser Zugangsstelle Fehllagen nachgewiesen werden. Bildwandler oder Röntgenkontrolle sind deshalb auch hier obligat.

Über die Methodik der Subclavia-Punktion, Schwierigkeiten beim Vorschieben des Katheters und Komplikationen finden sich neben den Originalarbeiten von AUBANIAC (15–18) und YOFFA (494) zahlreiche Mitteilungen in der Literatur: ASBOUGH (11), BADEN (22, 23), BRADLEY (68), BURRI (88), CHRISTENSEN (101), CLAUSS (102), CORWIN (110), DAVIDSON (118), DEFALQUE (120), EASTRIGE (138), EISTERER (146, 147), ERIKSEN (150), FASSOLT (151, 152), KEERI-SZANTO (271), KÖSTERS (282), KRÖPELIN (285), KUHN (287), KUX (290), LONGERBEAM (318), MALINAK (324), PORGES (380), SCHAEFFER (409, 410), SCHOLZ (420), SCHULTE (421), SMITH (430), TOFIELD (459), VANDEGHEN (467), VOLLES (471), WILSON (487, 488), WRBITZKY (492) und YAROM (493).

TOFIELD (459) gab 1969 eine geringfügige Modifikation der Aubaniac'schen Technik an, die bedeutend sicherer sein soll: Nach diesem Autor muß die Nadel unter Wegdrehen des Kopfes des Patienten in der Claviculamitte steiler eingeführt werden. BORJA (61) dagegen geht medialer ein, d. h. zwischen mittlerem und medialem Drittel der Clavicula, und führt die Nadel mehr in horizontaler Richtung. Dieses Vorgehen entspricht bereits weitgehend der Punktionstechnik für die Vena brachiocephalica. MERKEL (339) beschrieb eine Technik zur Freilegung der Subclavia, wobei er den Plastikschlauch durch einen Seitenast in das Gefäß einschiebt.

E. Der Zugang über die Vena femoralis
(Abb. 22)

Von den Beinvenen kommen zur Einlage von Kathetern die Vena saphena magna im Bereich des Innenknöchels oder der Leiste sowie die Vena femoralis in Frage. Die Vena saphena magna muß in den meisten Fällen freigelegt werden. Das Verfahren hat beim Erwachsenen praktisch keine Bedeutung mehr, es wird beim Säugling und Kleinkind ausnahmsweise angewendet.

Zur Punktion der Vena femoralis legt man dem Patienten ein Kissen unter das Gesäß, so daß die Leistenbeuge vortritt, und palpiert unterhalb des Leistenbandes die Arteria femoralis. Die Punktion erfolgt ca. 1 cm medial der Arterie in einer leicht schräg nach proximal verlaufenden Ebene. In 2–4 cm Tiefe, je nach Konstitutionstyp, wird die Vene erreicht, und der Katheter kann in die Vena cava inferior vorgeschoben werden.

Die Verwendung dieser Methode wird von BANSMER (29), BERGER (43), BRÜCKE (77),

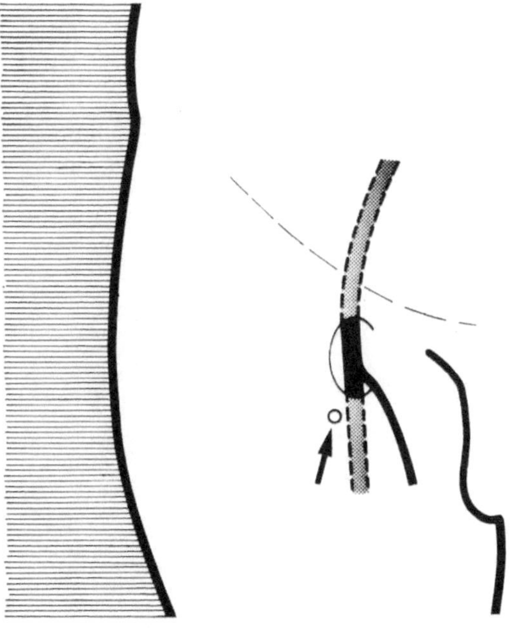

Abb. 22. Punktion der Vena femoralis

CHALMERS (96), CHAMBERS (97), DUFFY (136), FIDGOR (160), HOHN (238), INDAR (251), LANG (297), LINDENBERG (311), MONCRIEF (343), POKIESER (379), ROSS (400), TAYLOR (452) und WIEMERS (484) angegeben.

Bei diesen Angaben aus der Literatur handelt es sich vorwiegend um ältere Arbeiten. Das Verfahren ist heute wegen seiner Gefährlichkeit und hohen Komplikationsraten praktisch vollständig aufgegeben.

V. Allgemeine Richtlinien zum Einlegen des Cava-Katheters

A. Vorbereitung der Punktionsstelle

Die Haut an und in der Umgebung der Eintrittsstelle soll sorgfältig mit Jod oder einem Jodersatz desinfiziert werden. Einige Autoren empfehlen das vorangehende Entfetten. Nach den Erfahrungen von HORISBERGER (242, 243) läßt sich auch bei Anwendung eines gebrauchsfertig-sterilverpackten Kathetermaterials durch die Verwendung steriler Handschuhe und eines Mundschutzes sowie durch steriles Abdecken der Punktionsstelle die Infektionsrate signifikant senken.

Liegt die Punktionsstelle in einem behaarten Bereich, ist selbstverständlich vor Entfettung und Desinfektion die Kathetereintrittsstelle zu rasieren.

B. Punktion

Diese erfolgt in der üblichen Weise. Ihre Lokalisation richtet sich nach den im vorangegangenen Kapitel für die einzelnen Zugänge beschriebenen Stellen. Die Verwendung von Lokalanästhesie empfiehlt sich vorwiegend bei den Punktionen der Vena subclavia, der Vena brachiocephalica und der Vena jugularis interna beim wachen Patienten. Bei Eingehen über die Basilica oder die Cephalica ist auf das Entfernen der Staubinde nach der geglückten Punktion zu achten, da sonst das Vorschieben des Katheters unmöglich wird.

C. Einführen des Katheters

Bei der Verwendung der heute zahlenmäßig am häufigsten verwendeten Katheter-Sets mit Plastikmantel um den Katheterschlauch wird mit der linken Hand die Schutzmanschette am Übergang zur Kanüle gefaßt. Mit der rechten Hand ergreift man den Katheter ca. 2 cm davon entfernt und schiebt ihn in die Vene. Nach jeder Bewegung klemmt man den Katheter mit der linken Hand gegen die Schutzmanschette fest, führt die rechte wieder ca. 2 cm rückwärts und wiederholt die Bewegung, bis der Katheter genügend tief in der Vene sitzt. Bei Schwierigkeiten an einer Venenklappe kann die Schutzmanschette in ihrem hintersten Teil durchtrennt und die Infusion angeschlossen werden. Bei laufender Infusion oder Injektion einiger Kubikzentimeter Kochsalzlösung gelingt ein Weiterschieben des Katheters oft erstaunlich gut. Liegt der Katheter in seiner gewünschten Lage intravasal, zieht man die Nadel langsam zurück. Bei Split-Kanülen erfolgt die Entfernung der katheteremboliegefährdenden Nadel. Nun stellen wir die Verbindung zwischen Cava-Katheter und Infusionsbesteck her. Ein möglicherweise vorhandener Mandrin im Katheterlumen muß selbstverständlich vorgängig entfernt werden. Entsprechend den Vorschlägen verschiedener Autoren und eigener bisheriger Erfahrungen empfiehlt sich die sorgfältige Desinfektion der Kathetereintrittsstelle oder das Aufbringen eines Antibioticum-Sprays.

Die Punktionsstelle wird über dem liegenden Katheter steril abgedeckt und die Kompresse sowie der Katheter mit Heftpflasterstreifen sorgfältig fixiert. Zur Verhütung einer dem Katheter entlang fortschreitenden Infektion sollen Kathetervene und Eintrittsstelle täglich auf Reizerscheinungen untersucht werden. Der Desinfektions- oder Antibioticum-Spray ist häufig zu erneuern, beim geringsten Anzeichen einer Infektion ist der Katheter zu entfernen. Bei andauerndem Bedarf muß an anderer Stelle ein neuer Katheter eingelegt werden.

VI. Kathetermaterial — Modelle

Von einem Cava-Katheter, dessen Spitze korrekt in der Vena cava superior plaziert ist, muß erwartet werden, daß er

- möglichst wenig Thrombosen erzeugt (BÄSSLER, 25),
- nicht chemisch oder enzymatisch durch die Körperflüssigkeit angegriffen werden kann,
- keine schädlichen Substanzen abgibt und
- nicht nur weich und flexibel ist, sondern auch weich und flexibel bleibt.

Die Schläuche der zahlreichen Modelle, die auf dem Markt erhältlich sind (Abb. 23), werden aus unterschiedlichen Kunststoffen hergestellt. Am gebräuchlichsten sind:

Polyvinylchlorid   (PVC)
Polyäthylen   (PE)
Teflon   (PTFE)
Polyurethan
Silastik (STEWART, STANISLOW, 442)
u. a.

Die Modelle aus PVC überwiegen bei weitem, den größen Marktanteil hat dabei wohl die Firma Bard mit ihrem Modell I-Cath. PVC ist ein thermoplastischer Kunststoff mit hoher chemischer Intertheit, er wird durch Polymerisation des Vinylchlorids in sehr großen Mengen hergestellt. Seine Strukturformel lautet:

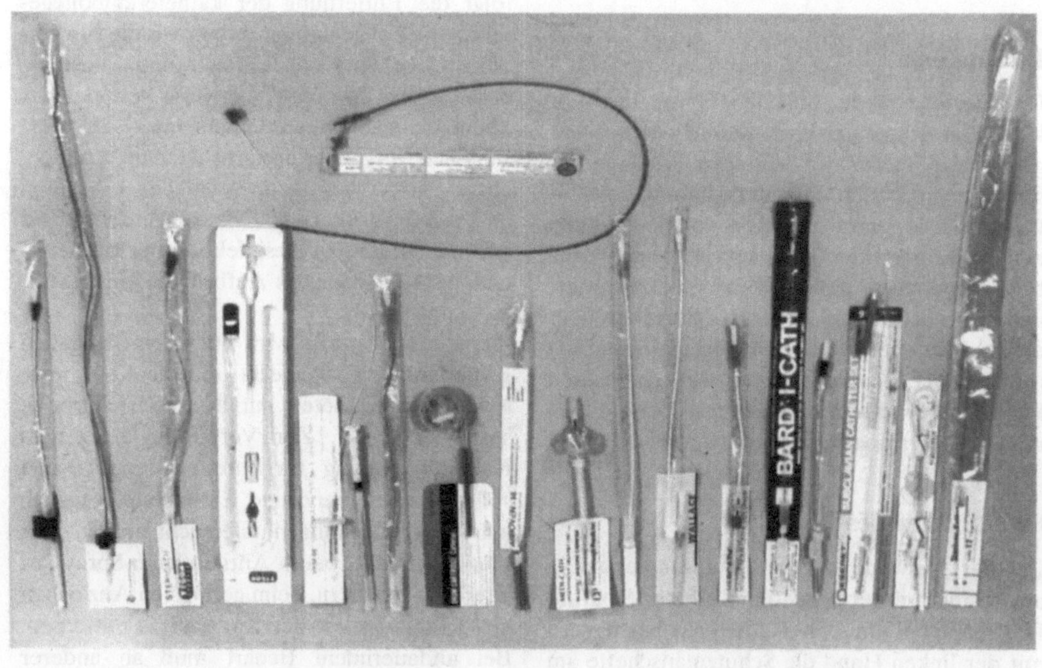

Abb. 23. Auswahl von Kathetermodellen

$$- CH_3 - \underset{\underset{Cl}{|}}{CH} - CH_2 - \underset{\underset{Cl}{|}}{CH} - \ldots$$

Dieser Kunststoff existiert aber nur als Hart-PVC und wird erst durch Beimischung mehr oder weniger großer Mengen von Weichmachern, der Durchschnitt liegt bei ca. 37%, zum Weich-PVC. Chemisch bestehen diese Weichmacher aus Phthalsäureester, sie werden mit dem PVC lediglich vermischt, also nicht chemisch gebunden. Jährlich werden allein in den USA bis zu 500 Millionen Tonnen Phthalsäureester verbraucht, und es überrascht, wie gering noch heute die Kenntnisse über die Toxikologie und das Umweltverhalten dieser Produkte geblieben sind.

Eine Gefährlichkeit der Weichmacher erwächst aus der Tatsache, daß sie relativ leicht aus dem Kunststoffgemisch herausgelöst werden können. Da sie nach bisherigen Kenntnissen nicht biologisch abgebaut werden (Symposion des National Institute of Environmental Health Sciences im September 1972 in Pinehurst/North Carolina), droht, ähnlich wie beim DDT, eine Anreicherung in der Nahrungskette ROLLE, 396; RONK, 397).

Inzwischen wurden Phthalate in verschiedenen amerikanischen Flüssen nachgewiesen; erste Messungen an Meeresorganismen haben einen Anstieg dieser Substanzen auf das 350–3900fache gegenüber ihrem Lebensraum ergeben (BÄR, 24).

Akute Vergiftungserscheinungen nach versehentlicher Einnahme von bis zu 10 ml Phthalatsäureester wurden nicht beobachtet, es mehren sich allerdings Anzeichen für eine schleichende Toxizität dieser Substanzen, insbesondere bei parenteraler Applikation in Form von
– Störungen der Antikörperproduktion
– Zunahme der Gefäßpermeabilität
– Schädigung des Gefäßedothels mit Thromboseinduktion und, noch fraglich,
– eine hapatitisähnliche Leberfunktionsstörung (NEEGARD, 354).

Die Weichmacher wirken stark toxisch auf Zellen in der Teilungsphase. So sterben beispielsweise embryonale Herzzellen ab, wenn sie mit serumhaltigem Nährmedium in Kontakt kommen, das zuvor in PVC-Behältern aufbewahrt wurde (DE HAAN, 208).

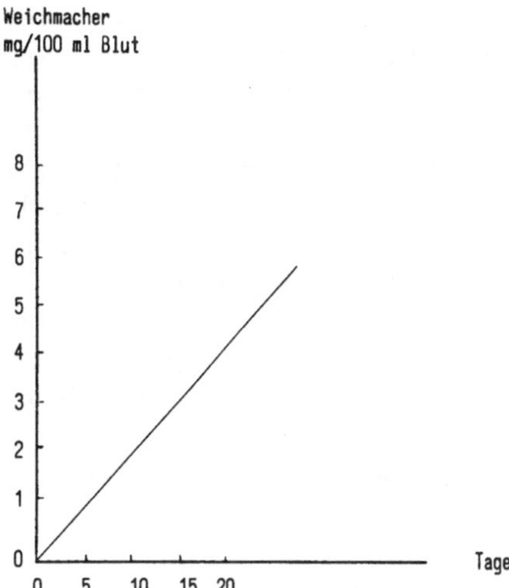

Abb. 24. Weichmachergehalt von Blutkonserven nach Aufbewahrung in PVC-Behältern (nach JÄGER, 225)

Blut, und insbesondere Plasma, vermag die Phthalsäureester aus den verwendeten PVC-Behältern und -Schläuchen zu extrahieren. In Blutkonserven, die in PVC-Beuteln bis zu 21 Tagen gelagert werden, konnten bis zu 7 mg Weichmacher pro 100 ml Blut nachgewiesen werden (JAEGER, 255). Außerdem verliert der Kunststoff durch den Verlust dieser Substanzen seine Flexibilität und wird starr (Abb. 24).

Der Kunststoff Polyäthylen mit seiner hier gezeigten einfachen Strukturformel

$$CH_3 - \underset{\underset{H}{|}}{\overset{\overset{H}{|}}{C}} - \underset{\underset{H}{|}}{\overset{\overset{H}{|}}{C}} - \ldots$$

ist chemisch und physiologisch völlig inert, es müssen keinerlei Substanzen zugefügt werden, um ihn flexibel und geschmeidig zu machen. Er verursacht, im Gegensatz zum Weichmacheranteil des PVC, keinerlei Reaktion in biologischen Geweben und behält gleichbleibend seine physikalischen Eigenschaften.

Es schien uns deshalb von Interesse, die beiden Materialien als Cava-Katheter, physikalisch und in Bezug auf die Thrombosegefährdung, experimentell und klinisch zu prüfen.

Verglichen wurden 60 cm lange sterile Cava-Katheter aus silikonisiertem PVC und silikonisiertem Polyäthylen kommerzieller Herkunft.

Es wurde die Starrheit des Katheters nach intravasaler Liegedauer zwischen 0 und 27 Tagen geprüft. An 30 mm langen Katheterendstücken wurde bei konstantem Hebelarm und 37° C die Kraft in pond gemessen, die erforderlich ist, die Katheterspitze zu verformen. Die unter diesen standardisierten Bedingungen aufzuwendende Verformungskraft steigt mit zunehmender Liegedauer bei PVC von 1,6 auf 3,2 pond, bei Polyäthylen von 2,1 auf 2,4 pond.

Bei je 12 Katheterschläuchen wurde in die subaquale Gerinnungszeit von rekalzifiziertem Frischblut im Blindversuch bestimmt, die Versuchsbedingungen waren konstant gehalten. Die Gerinnungszeit betrug nach Durchströmung der PVC-Modelle im Mittel 189,8 sec., nach Durchströmung der Polyäthylen-Modelle 247,0 sec.

Dieser statistisch signifikante Unterschied deutet auf eine erhöhte Thrombosegefährdung beim PVC-Material hin.

In einer alternierenden Versuchsreihe haben wir an je 30 Patienten die Reaktion der Vene auf beide Materialien geprüft (KRISCHAK, BURRI, 284). Der Katheter wurde von der Ellenbeuge aus in die Vena basilica für fünf Tage eingelegt, wobei darauf geachtet wurde, daß die Spitze in der relativ englumigen Vene liegen blieb. Um ein unverfälschtes Ergebnis zu erhalten, haben wir ausschließlich normotone Elektrolytlösungen als Infusion verwendet.

Eine thrombotische Reaktion sahen wir beim PVC in 11 Fällen, beim Polyäthylen einmalig (Tabelle 5).

Wir ziehen daraus die Schlußfolgerung, daß zahlreiche Komplikationen beim Cava-Kathe-

Tabelle 5. Reaktion der Vene

	PVC (n = 30)	PE (n = 30)
Thrombose	10	1
Phlebitis	1	0

ter auf die Verwendung ungeeigneter Materialien zurückzuführen sind. *Bei unseren klinischen und physikalischen Untersuchungen erwies sich silikonisiertes Polyäthylen dem silikonisierten PVC in jeder Hinsicht überlegen.*

Teflon gehört zu den Fluorkohlestoffharzen und hat als Polytetrafluräthylen eine einfache Strukturformel

$$\ldots - \overset{\displaystyle \overset{F}{|}}{\underset{\displaystyle \underset{F}{|}}{C}} - \overset{\displaystyle \overset{F}{|}}{\underset{\displaystyle \underset{F}{|}}{C}} - \overset{\displaystyle \overset{F}{|}}{\underset{\displaystyle \underset{F}{|}}{C}} - \ldots$$

Das Fluoratom ist eines der am stärksten reagierenden der bekannten Atome und bildet Verbindungen von großer Stabilität. Daraus resultiert eine außerordentliche Chemikalienbeständigkeit innerhalb eines breiten Temperaturbereiches. *Allerdings weisen die zur Zeit im Handel befindlichen Teflon-Schläuche eine solch hochgradige Starrheit auf, daß sie als Cava-Katheter nicht unbedenklich erscheinen.*

Nach Untersuchungen von HOSHALL (245) ist die Thromboserate des Teflon-Katheters höher als bei anderen Materialien.

Eine Silikonisierung der Katheteroberfläche ist allgemein üblich, da mit diesem Überzug die Thrombogenität des Cava-Katheters gesenkt werden kann (LEISS, 305).

Die Struktur der Silikone wird durch folgende Formel veranschaulicht:

$$CH - \overset{\displaystyle \overset{CH_3}{|}}{\underset{\displaystyle \underset{CH_3}{|}}{Si}} - O - \overset{\displaystyle \overset{CH_3}{|}}{\underset{\displaystyle \underset{CH_3}{|}}{Si}} - O - \ldots$$

Je länger die Kette, desto höher die Viskosität. Lediglich die kurzkettigen Silikone können schädigend wirken. Die Silikone zeichnen sich durch eine geringe Überflächenspannung aus und gehören zu den stärksten hydrophoben Mitteln.

Die handelsüblichen PVC- und Polyäthylen-Katheter sind silikonbeschichtet, die *materialbedingte Thrombusbildung wird während* der ersten Tage signifikant verzögert (HILDEBRAND, 232): Danach verursacht der Katheter durch mechanische Endothelschädigung infolge Rigidität oder chemisch durch Abgabe schädigender Beimengungen die Bildung von intravasalen Gerinnseln. Gerade darin liegt der große Nachteil des PVC-Materials gegenüber dem Polyäthylen.

Aus der Fülle der angebotenen Kathetermodelle sollen stichpunktartig die geläufigsten Modelle vorgestellt werden:

Das außerordentlich bekannte Modell I-Cath der Firma Bard ist sehr einfach zu handhaben, hat eine scharf geschliffene, aber nicht entfernbare Nadel, so daß immer die Gefahr des Abschneidens und der Katheterembolisation besteht.

Der Kunststoff besteht aus PVC mit erheblichen Weichmacheranteilen.

Ähnlich konzipiert ist das Modell E-Z-Cath

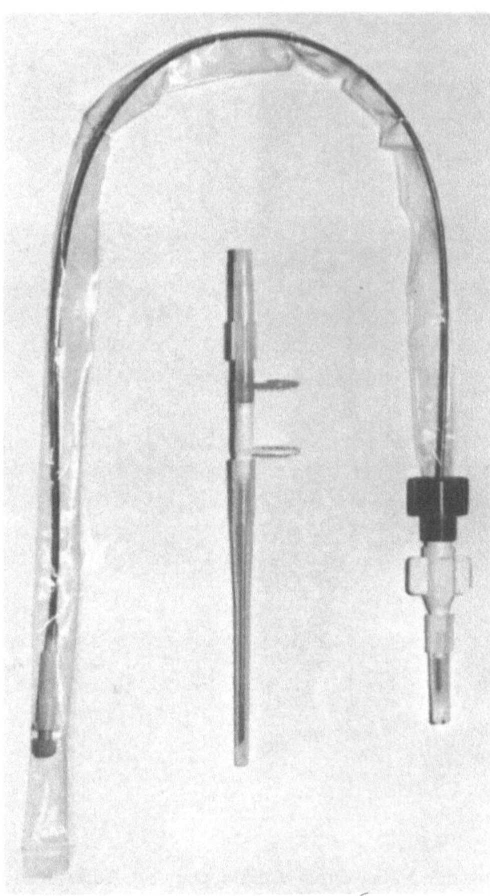

Abb. 25. Der Cavafix der Firma B. Braun, Melsungen

der Firma Deseret. Die Nadel besteht ebenfalls aus einer nicht entfernbaren Stahlkanüle, der Kunststoffschlauch aus PVC. Gegenüber dem I-Cath hat dieses Modell keinen Vorteil.

Von der gleichen Firma ist neuerdings ein Modell im Handel, bei dem die Nadel entfernbar ist. Der Katheterschlauch besteht aus relativ starrem Teflon.

Das Modell Medi-Cath der Firma Chesebrough-Ponds-Inc. besteht aus weichem Silastik, ist durch die Injection-Chamber aseptisch, aber sehr kompliziert und kaum zu handhaben. Die Nadel ist entfernbar.

Das Modell Vercath der Firma Vermed in Frankreich besteht aus Teflon ohne Mandrin. Die Kanüle ist ventral geschlitzt, so daß der Katheter durch die ventrale Nadelöffnung direkt an der Haut der Einstichstelle entlanggleitet. Er wird so mit Gewebsthrombokinase benetzt, möglicherweise sogar mit pathogenen Keimen.

Das Modell Intrafusor der Firma Mc Gaw, USA, besteht aus einem PVC-Schlauch mit nicht entfernbarer Stahlkanüle. Er ist sehr umständlich zu handhaben.

Die Kunststoffschläuche der Katheter der Firma Wallace bestehen aus außerordentlich starrem Teflon-Material.

Das Modell Cavafix der Firma B. Braun, Melsungen, besteht aus silikonisiertem Polyäthylen mit Kunststoffmandrin. Die Kanüle besitzt nach dem Prinzip der Braunüle eine entfernbare Stahlnadel. Nadel- und Katheterteil sind voneinander getrennt. Die Handhabung ist zwar etwas umständlich, der Katheter ist aber wegen seiner günstigen Materialeigenschaften und wegen der sicheren Vermeidbarkeit von Katheterembolien zur Verwendung zu empfehlen (Abb. 25).

Unter Berücksichtigung aller wesentlichen Fakten, die zu Komplikationen beim Cava-Katheterismus führen, wurde in Zusammenarbeit mit Kunststoff-Fachleuten, Technikern und der Industrie ein eigenes Modell entwickelt. Der Katheterschlauch besteht aus silikonisiertem Polyäthylen, ist serienmäßig mit einem Mandrin versehen und ist röntgendicht (Abb. 26).

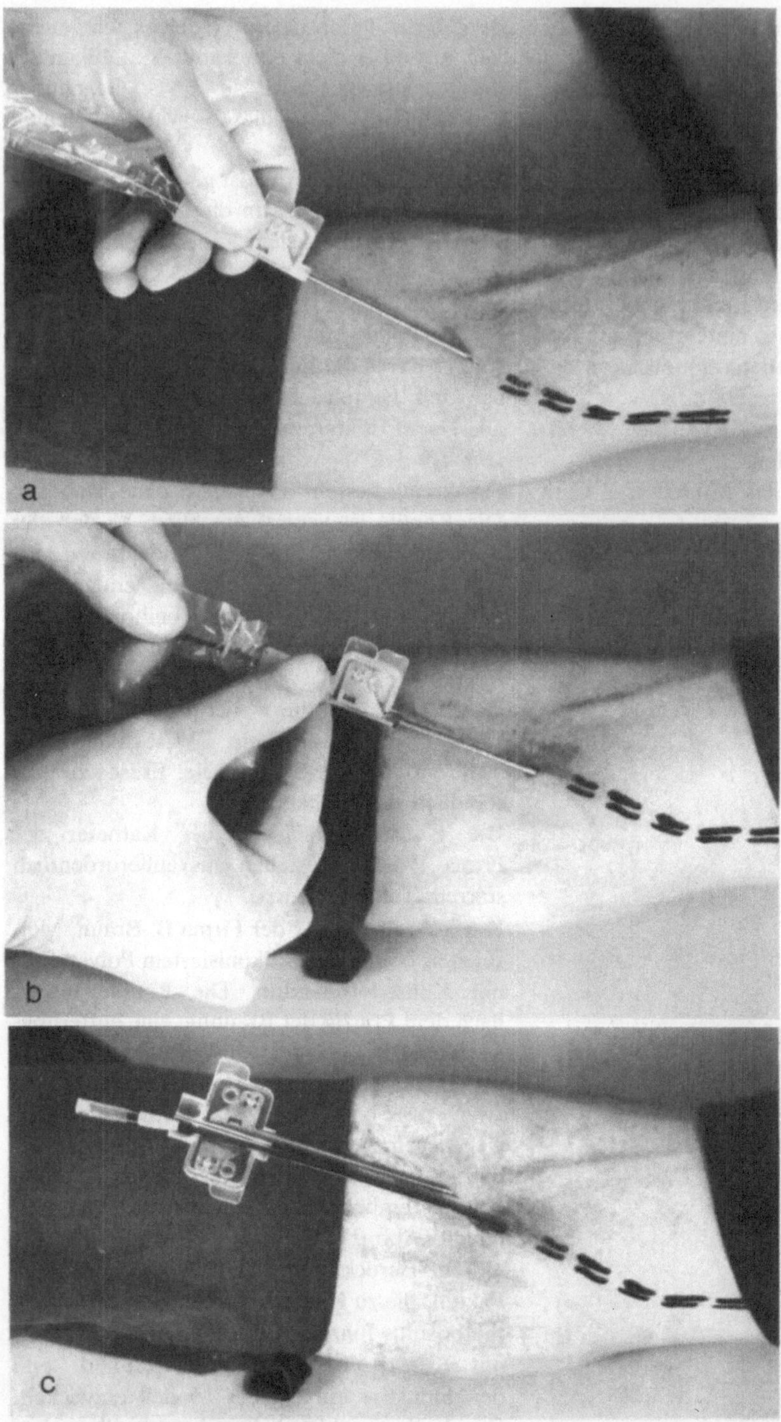

Abb. 26a–f. Technik des Cava-Katheterismus, gezeigt am Zugang über die Basilica am Modell des Cava-Katheters nach Burri-Husted-Andersen. (a) Punktion; (b) Einschieben des Katheters; (c) Entfernung der Nadel durch Aufklappen; (d) Aufbringen eines Desinfektions- oder Antibioticum-Sprays an der Kathetereintrittsstelle; (e) Steriler Verband; (f) Die Split-Kanüle

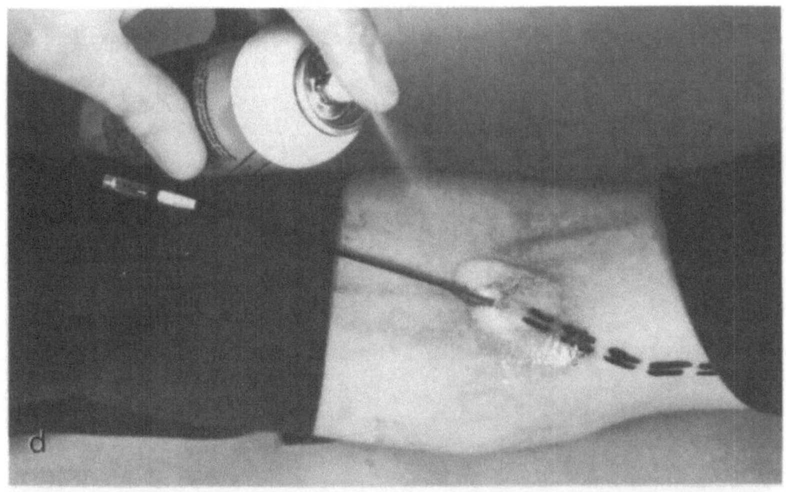
d

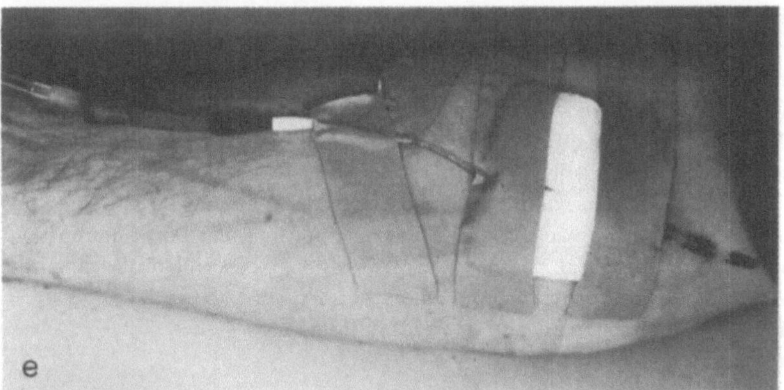
e

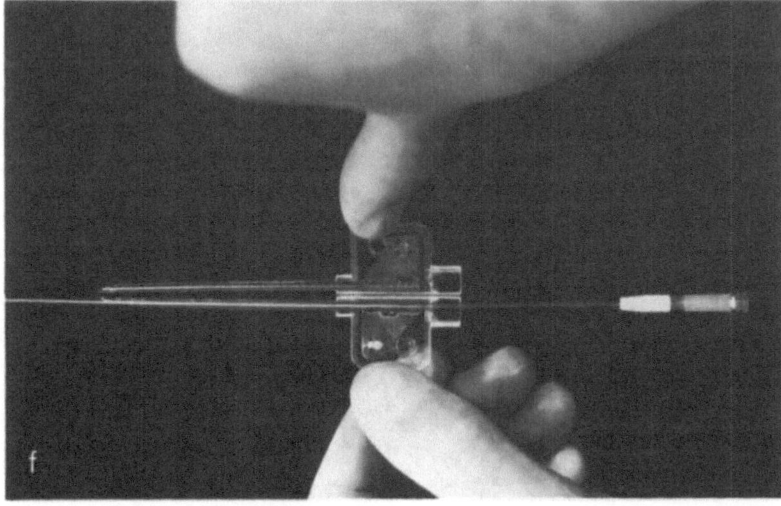
f

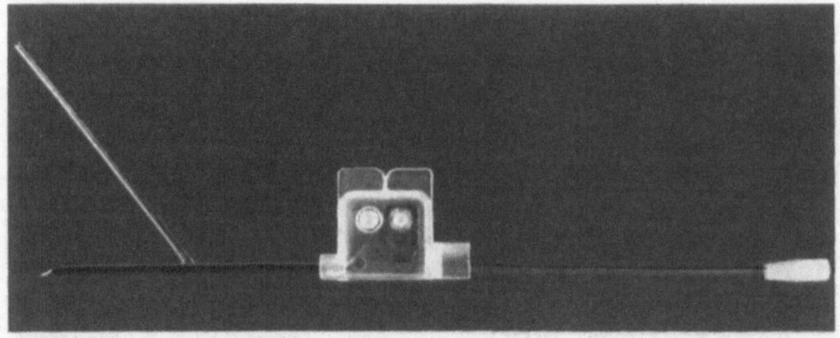

Abb. 27. Das Modell verhindert durch die dorsale Einkerbung an der Nadel das Abschneiden des Katheterschlauches

Die Punktionskanüle dieses Katheters ist auf ihrer Oberseite gespalten und auf der Unterseite eingekerbt, so daß sie aufspaltbar und damit entfernbar wird. Durch einen oben gelegenen Spalt in der Nadel wird ein Abscheren des Katheters beim Zurückziehen praktisch unmöglich gemacht (Abb. 27).

Mit diesem Modell sollte es möglich sein, die Zahl der schwerwiegenden Folgezustände niedriger zu gestalten.

Aufgrund experimenteller und klinischer Erfahrung kommt man zu den Schlußfolgerungen:

1. Modelle aus PVC mit oder ohne Silikonüberzug sollten keine Verwendung mehr finden,

2. empfohlen wird die von weichem, siliconisiertem Polyäthylen, das wegen seiner Geweberverträglichkeit die Thrombose-, Embolie- und Infekthäufigkeit signifikant zu reduzieren vermag,

3. die Anwendung von Modellen mit entfernbarer Nadel ist anzuraten.

VII. Komplikationen beim Cava-Katheter

Den idealen Zugang zur Vena cava bietet diejenige periphere Vene, die bei sicherster Punktionsmöglichkeit die geringste Komplikationsrate aufweist. Es soll deshalb versucht werden, anhand der zur Verfügung stehenden Literatur und der Resultate einer eigenen prospektiven Studie Vorschläge für das sicherste Vorgehen zu erarbeiten. Dabei bieten die zahlreichen Angaben aus dem Schrifttum zu diesem Problemkreis von zwei verschiedenen Seiten her Möglichkeiten, die beim Cava-Katheter auftretenden Komplikationen einzuteilen und zu beurteilen:

1. Serienzusammenstellungen mit Angaben der Katheter, die auf eine bestimmte Punktionsstelle fallen, erlauben eine einigermaßen quantitative Aussage über die Häufigkeit verschiedener Folgezustände nach Cava-Katheterismus.

In diesem Sinne haben wir 40058 Fälle aus verwertbaren Studien von 153 Autoren zusammengetragen, unsere eigenen 3241 Fälle eingeschlossen.

2. Die Darstellung einzelner schwerer oder seltener Komplikationen erlaubt zwar keine Schlüsse auf deren Häufigkeit, zeigt aber auf, welche Folgen überhaupt möglich und welche Maßnahmen bei ihrem Auftreten zu ergreifen sind.

A. Komplikationen aus Seriendarstellungen in Abhängigkeit vom Zugangsort

Femoralis-Katheter: Auf Tabelle 6 sind die Ergebnisse von 16 Autoren mit insgesamt 658 Fällen zusammengefaßt. In dieser Übersicht fehlen Angaben über die Häufigkeit von Fehl-

Tabelle 6. Komplikationen beim Femoralis-Katheter (16 Autoren − 658 Fälle)

Komplikationen	Häufigkeit in %
Thrombose	16,55
Embolie	1,8
Phlebitis	4,17
Sepsis	2,81
Tod des Patienten	4,16

punktionen, da kaum eine dieser Arbeiten zu diesem Punkt eine Aussage macht. Über eine falsche Katheterlage äußert sich einzig BRÜCKE (77) mit 25 Fehllagen auf 100 Fälle. Eine versehentliche Punktion der Arteria femoralis wird nicht beschrieben. Der Femoralis-Katheter verursacht jedoch in 16,55% eine Thrombose, in 1,8% eine Embolie. Phlebitiden treten nach den uns zugänglichen Literaturerfahrungen in 4,17%, eine Sepsis in 2,81% der Fälle auf. Nach Angaben von SCHULTE (421), der über 200 Venae sectio-Fälle mit Kathetereinlage von der distalen Saphena magna her berichtet, wurden lediglich 112 Katheter in reizlosem Zustand entfernt, 88 (44%) mußten infolge Komplikation vorzeitig herausgenommen werden. Dabei verstarben nach Angaben dieses Autors 6 Patienten an der Folge von Katheterkomplikationen, 5 an einer Lungenembolie und einer an einer Colisepsis. Diese Zahlen decken sich mit unseren Beobachtungen aus der Literatur, indem der Femoralis-Katheter in 4,16% der Fälle direkt oder indirekt für den Tod des Patienten verantwortlich ist. Wichtige Informationen zum Zugang über die Beinvenen stammen von BANSMER (29), BERGER (43), BRÜCKE (77) BURRI (88), CHAMBERS

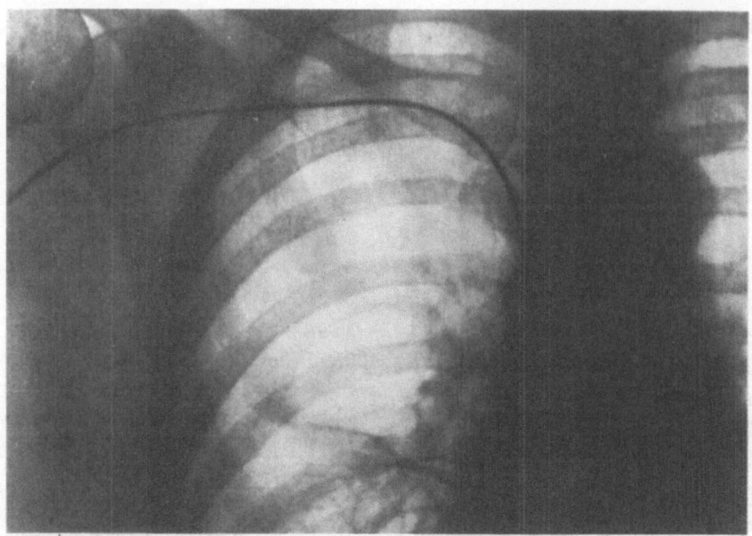

Abb. 28. Korrekte Katheterlage beim Basilica-Katheter

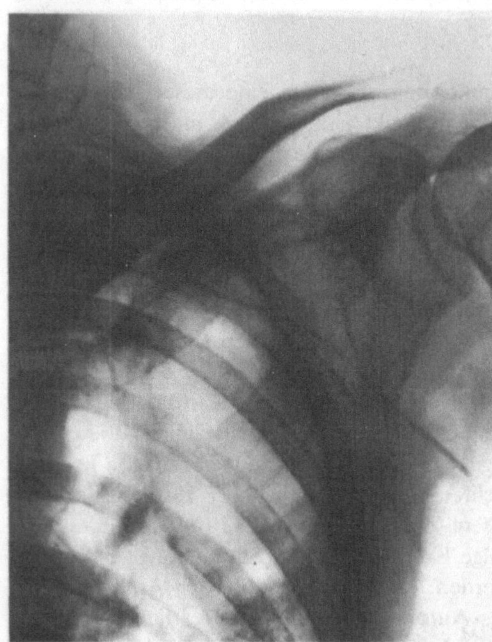

Abb. 29. Fehllage mit Schlingenbildung in der Subclavia beim Zugang über die Vena basilica

Diese erschreckend hohe Zahl tödlicher und schwerster Komplikationen verpflichtet uns, vor der Anwendung des Femoralis-Katheters zu warnen. Der Zugang zur Vena cava von der unteren Extremität her scheint demnach beim Erwachsenen nur noch erlaubt, wenn sämtliche anderen Punktionsstellen, beispielsweise durch Verbrennung oder infektiöse Veränderungen der Haut, ausgeschlossen sind.

Basilica-Katheter (Abb. 28, 29): Dieser Zugang erscheint technisch einfach. Einige Kliniken, wie beispielsweise die Nürnberger Anaesthesie-Gruppe um OPDERBECKE (364–367), die sich auf diesen Zugang spezialisiert hat, geben mit dem Verfahren hervorragende Ergebnisse an. In der übrigen Literatur sind die Komplikationsraten jedoch höher. Entsprechend der Tabelle 7, die 30 Autoren mit 8058 Fällen berücksichtigt, gelingt die Punktion in rund 4% der Fälle nicht; eine falsche Lage muß in annähernd 10% nachgewiesen werden. Häufig erscheinen die thrombotischen und entzündlichen Komplikationen bei längerer Liegedauer: Klinisch manifeste Thrombosen in 7,64%, Embolien in 0,16% sowie Phlebitiden in 12.7% und septische Zustände in 0,5% lassen diesen Zugangsweg als allgemeine Empfehlung in Frage stellen. Die Häufigkeit von

(97), DUFFY (136), HOHN (238), INDAR (251), LEMON (306), MONCRIEF (343), ROSS (400) und TAYLOR (450).

Tabelle 7. Komplikationen beim Basilica-Katheter (30 Autoren — 8058 Fälle)

Komplikationen	Häufigkeit in %	
	Literatur n = 8058	eigene n = 1776
Punktion nicht möglich	4,07	14,1
Falsche Lage	9,47	16.7
Thrombose	7,64	9,7
Embolie	0,16	0
Phlebitis	12,70	10,0
Sepsis	0,50	0,06
Tod des Patienten	0,24	0,18

thrombotischen und entzündlichen Komplikationen kann aber auch bei diesem Zugangsweg gesenkt werden, wie neuere Arbeiten von HACHE (209), KUROCK (289) und GÜLKE (205) zeigen: HACHE (209) beobachtete bei Punktionen der Basilica nurmehr 3,39% entzündliche Veränderungen, bei Venenfreilegung dagegen immer noch über 10%; bei GÜLKE (205) liegt die Infektionsrate bei 5,1%. KUROCK (289) mußte auf 574 Fälle 15 Wundinfektionen und 32 Thrombophlebitiden in Kauf nehmen, beobachtete daneben aber auch 3 Subclavia-Thrombosen und eine rezidivierende Lungenembolie. Der Basilica-Katheter ist in 0,24% der Fälle direkt oder indirekt am Tod des Patienten beteiligt.

Die Einfachheit der Punktion der Vena basilica ohne punktionsbedingte Komplikationen erlaubt die Aussage, daß sich der Anfänger unter besonders sorgfältiger Überwachung des Katheters weiterhin dieses Zuganges bedienen kann. Zu dieser Ansicht gelangt die Mehrzahl der Autoren, die sich intensiver mit dem Basilica-Katheter beschäftigt haben, wie BROCKNER (74), BURRI (88), CHENEY (99), COLLINS (106), DUFFY (136), GRITSCH (201), FISCHER (164), HACHE (209), HENNEBERG (224), HENTSCHEL (226), HILDEBRANDT (232, 233), HOLT (240), KLEINSCHMIDT (275), LADD (291), OPDERBECKE (364–367), REICHELT (392), ROSS (399, 400), SHANG (425), VEREL (469) und WEBRE (478).

Subclavia-Katheter: Die häufigsten Komplikationen bei diesem Zugangsweg sind auf Tabelle 8 dargestellt; sie umfaßt die Ergebnisse von 77 Autoren mit 20451 Fällen. Erstaunlich niedrig ist die von uns errechnete Zahl der unmöglichen Punktionen mit 6,18%, eine Fehllage ist in knapp 6% aufgetreten. Gegenüber diesen Darstellungen aus der Literatur erscheint die Zahl der Fehlpunktionen aus unserer Serie mit annähernd 28% erschreckend hoch. Es ist dabei aber festzuhalten, daß es sich hier um eine prospektive Studie gehandelt hat, in der jeder nicht zum Ziel führende Hautdurchstich bewertet wurde. In den retrospektiven Angaben aus der Literatur kann nur entnommen werden, in welcher Zahl der Fälle überhaupt keine Subclaviapunktion möglich war. Dabei ist die Anzahl der Punktionsversuche nicht aufgeführt.

Die Thrombosefrequenz mit klinischer Manifestation ist in den retrospektiven Studien mit 0,31%, in unserer prospektiven jedoch mit 1,4% festgehalten. Embolische Komplikationen stellen äußerste Seltenheiten dar, was auch auf entzündliche mit 0,12% Phlebitiden zutrifft. Immerhin treten in 0,5% septische Komplikationen auf. Die viermal höhere Anzahl von Katheter-Sepsisfällen gegenüber nachweisbaren Phlebitiden ist auf die klinisch kaum kontrollierbare Lage der Subclavia zurückzuführen.

Tabelle 8. Komplikationen beim Subclavia-Katheter (77 Autoren — 20451 Fälle)

Komplikationen	Häufigkeit in %	
	Literatur n = 20451	eigene n = 1098
Punktion nicht möglich	6,18	27,8
Falsche Lage	5,96	9,3
Thrombose	0,34	1,4
Embolie	0,04	0
Phlebitis	0,12	0,6
Sepsis	0,49	0
Arterienpunktion	1,39	1,0
Pneu	1,08	0,82
Tod des Patienten	0,14	0

Die schwerwiegendsten Komplikationen des Subclavia-Katheters sind akute Folgezustände, bedingt durch Verletzungen der Nachbarorgane anläßlich der Punktion. In der Literatur finden sich in 1,39% der Fälle Verletzungen der Arteria subclavia (1,0% in unserer Serie) sowie in 1,08% (0,82%) solche der Pleura. Die Perforationen der Pleura führen zu einem Pneumothorax, einem Hydro- oder Hämatothorax, wobei diese Folgen allein oder in Kombination auftreten können (Abb. 30, 31, 32).

Todesfälle infolge einer Subclavia-Punktion sind aufgrund der Literaturangaben in 1 ‰ der Fälle zu erwarten.

Einzelheiten zu Technik und Komplikationen finden sich bei AULENBACHER (19), BACH (21), BADEN (22, 23), BAHN (26), BAUER (34, 35), BERGMANN (44), BERNHARD (45, 46), BLEWEFF (51), BORJA (61, 62), BORK (3), DE BOSCOLI (7), BUCHMAN (78), BUCHSMANN (79), BURRI (88), CHASE (98), CHRISTENSEN (101), CLAUSS (102), CORWIN (110), DARVAN (116), DAVIDSON (118), DEFALQUE (119, 120), DIMAKAKOS (129), MC DONOUGH (131), EEROLA (142), ERIKSEN (150), FASSOLT (151–154), FEILER (155), FELSCH (156), FONTANELLE (170), FRIEDLÄNDER (174), GALLITANO (181), GARCIA (182), GROFF (202, 203), GULDE (206), HAGEL (210), JOHNSON (261), KAHL (267), KEERI-SZANTO (272), KOCH (281), KÖSTERS (282), KUHN (287), LINDER (312), MAKAROV (325), MEIEL (335), MEISNER (336, 337), NASILOWSKI (352), NIESEL (355), NUGENT (360), OERI (363), PAWLOW (370), PILGERSTORFER (373), PORGES (380), RICHTER (394), SALO (407), SCHAPIRA (411), SCHLARB (415), SCHMIDT (417), SCHÖCHE (419), SMITH (430), SPLITH (436), TITONE (457), TOFIELD (459), YAROM (493), YOFFA (494).

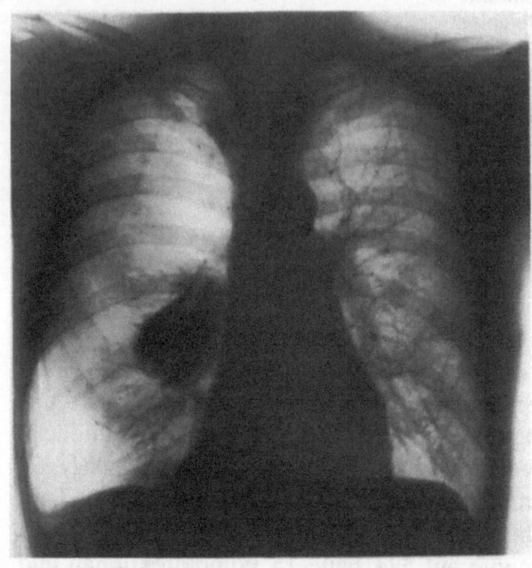

Abb. 30. Pneumothorax nach rechtsseitiger Subclavia-Punktion

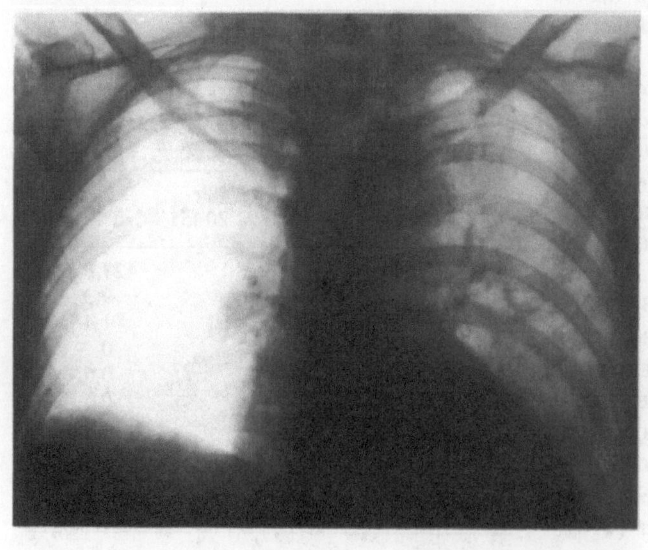

Abb. 31. Infusionshydrothorax bei linksseitiger Subclavia-Punktion

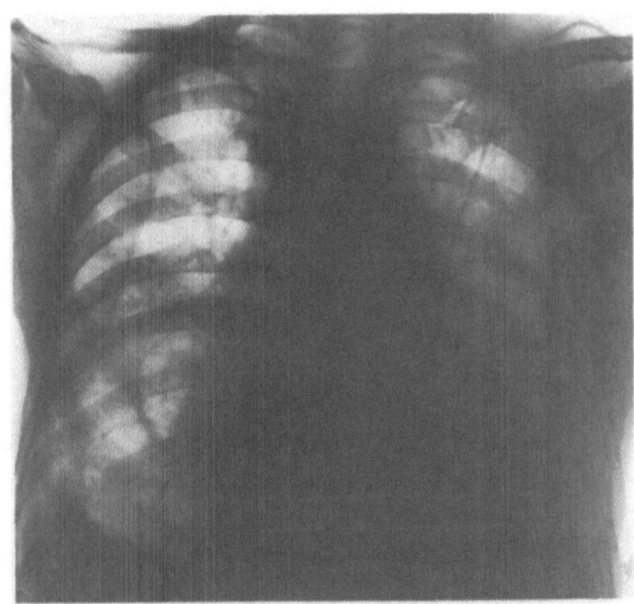

Abb. 32. Hämatothorax bei linksseitiger Subclavia-Punktion

Der Zugang zur Vena cava superior über die Vena subclavia nach AUBANIAC (15–18) hat nach Angaben aus der Literatur die meisten Anhänger gefunden. Sein Vorteil, auch beim schockierten Patienten ein sicheres Verfahren darzustellen, steht zweifelsohne fest.

Die Zahl der akuten, punktionsbedingten Komplikationen läßt jedoch davor warnen, dem Ungeübten diesen Zugang als Routine zu empfehlen. Die Punktion der Vena subclavia hat u. E. nur von einem Geübten oder unter Beisein eines solchen zu erfolgen. Bei Patienten mit cardialer oder respiratorischer Insuffizienz sowie bei Verletzten mit Thoraxtrauma empfiehlt es sich, darauf zu verzichten, oder bei einseitig lokalisierter Schädigung, die gesunde Seite zu schonen.

Jugularis externa-Katheter (Abb. 33): Die Jugularis externa posterior stellt einen risikoarmen Zugang zur Cava superior dar, wie aus Tabelle 9, in der die Ergebnisse von 12 Autoren mit 1637 Fällen zusammengefaßt sind, hervorgeht. Leider mißlingt aber hier die Punktion in rund 15% der Fälle, und in 12% der Fälle nimmt die Katheterspitze eine falsche Lage ein. Sorgfältige prospektive Erhebungen ergeben sogar noch höhere Zahlen. Die

Tabelle 9. Komplikationen beim Jugularis Externa-Katheter (12 Autoren — 1637 Fälle)

Komplikationen	*Häufigkeit in %*	
	Literatur n = 1637	eigene n = 273
Punktion nicht möglich	14,54	32,5
Falsche Lage	11,06	17,8
Thrombose	1,74	3,4
Embolie	0	0
Phlebitis	2,22	5,0
Sepsis	0	0
Tod des Patienten	0	0

Thrombosehäufigkeit wird mit 1,8 resp. 3,4% ermittelt, während bei keinem Patienten eine klinisch manifeste Embolie auftrat. Die Zahl entzündlicher Komplikationen liegt tief, sie beschränkt sich auf lokale Affektionen, in keinem Fall mußte eine Sepsis in Kauf genommen werden. Bis heute ist in der Literatur noch kein Todesfall beschrieben, der auf einen Jugularis externa-Katheter zurückgeführt werden mußte.

Wegen der offensichtlichen Punktionsschwierigkeiten und den zahlreichen Fehllagen existieren zu diesem Zugang nur relativ wenig

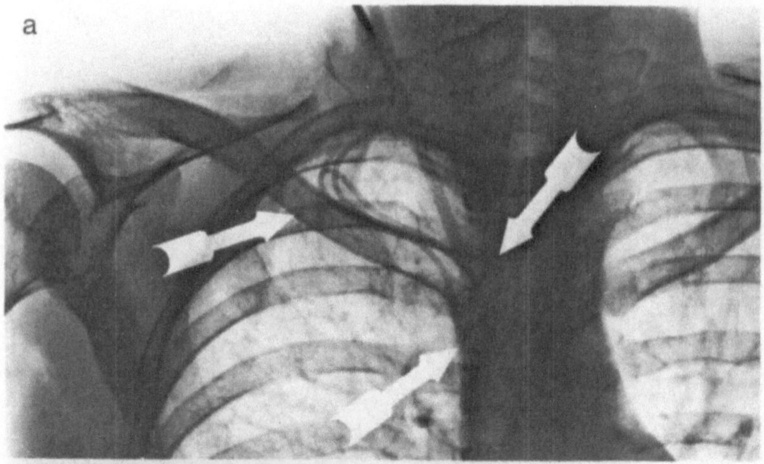

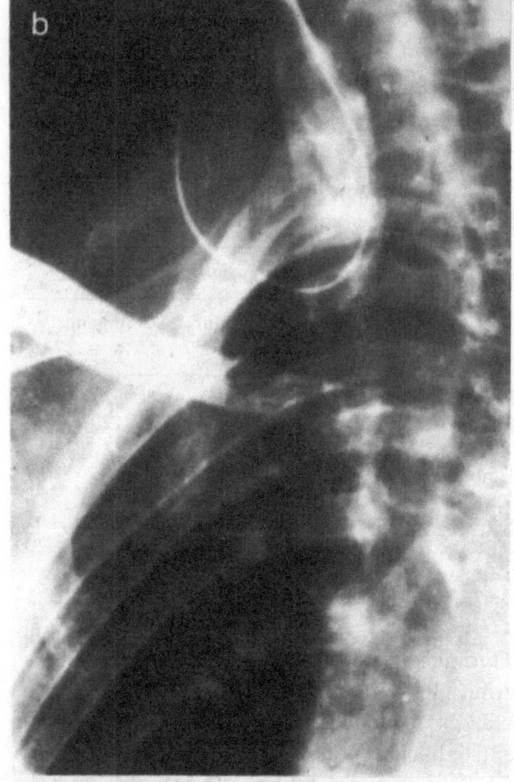

Abb. 33 a u. b. Fehllagen beim Jugularis externa-Katheter. (a) Schlingenbildung mit Lage der Katheterspitze in der Anonyma; (b) Rückläufiges Eindringen der Katheterspitze in die Jugularis interna

Unterlagen, u. a. von BURRI (88), DUDRICK (135), DUFFY (136), GIESY (189), HENTSCHEL (226), ITHOT (253), JONES (264), KEENLEYSIDE (270), KHALIL (274), NORDLUND (358) und RAMS (386).

Jugularis interna-Katheter (Abb. 34): Dieser Zugang ist relativ neu und erscheint nicht ohne Problematik. Es erstaunt deshalb, daß die 17 Autoren mit zusammen 10013 Fällen nur in 1,8% eine Fehlpunktion und in weniger als 1% eine falsche Lage angeben. Die Arterienpunktion mit 0,5%, der Pneumothorax mit 0,5

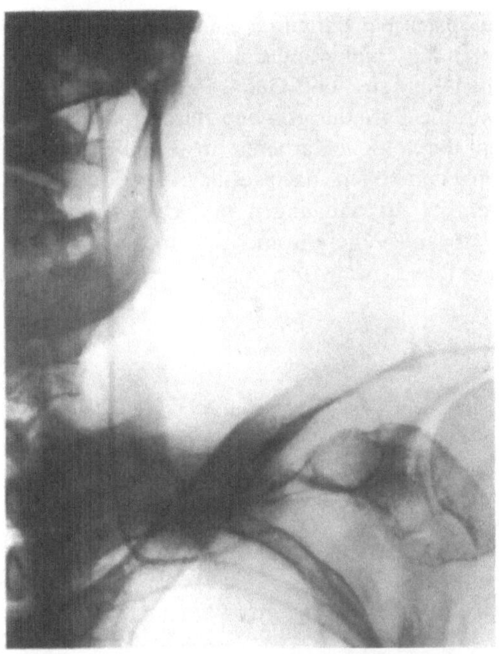

Abb. 34. Fehllage in der linken Subclavia und Axillaris beim Zugang über die Jugularis interna

Tabelle 10. Komplikationen beim Jugularis Interna-Katheter (17 Autoren − 10013 Fälle)

Komplikationen	*Häufigkeit in %*
Punktion nicht möglich	1,76
Falsche Lage	0,85
Embolie	0
Phlebitis	0,01
Sepsis	0,01
Arterienpunktion	0,51
Pneu	0,05
Hydrothorax	0,02
Tod des Patienten	0

‰ und der Hydrothorax mit 0,2 ‰ sind praktisch zu vernachlässigen. In keinem Fall mußte der Tod eines Patienten auf diesen Zugangsweg zurückgeführt werden (Tabelle 10).

Nach einer neuesten persönlichen Mitteilung von Heitmann mußte dieser bei 3612 Punktionen zweimal arterielle Blutungen durch Verletzungen der Arteria subclavia, einmal einen Hämatothorax, einmal ein epipleurales Hämatom in Kauf nehmen. Bei einem 1¹⁄₂jährigen Jungen kam es nach einer Katheterperforation in den Pleuraraum zu einem Infusionshydrothorax, der durch Drainage beseitigt werden konnte, und einmal mußte als Rarität eine arteriovenöse Fistel zwischen der Arteria carotis communis und der Vena jugularis interna in Kauf genommen werden, die operativ komplikationslos versorgt werden konnte. Trotz langer Liegezeiten kam es in keinem Fall zu einer klinisch manifesten Thrombose, noch ließen sich solche auf dem Sektionstisch nachweisen. Nach Ansicht dieses Autors besteht sicherlich

kein Zweifel daran, daß bezüglich des Auftretens von Thrombosierungen im katheterführenden Gefäß, eine deutliche Abhängigkeit vom Lumen und dem Verlauf der betreffenden Vene besteht. Der zwanglose gerade Katheterverlauf bei Verwendung der rechtsseitigen Vena jugularis interna dürfte Intimalaesionen, Keimzellen nachfolgender Thrombusbildungen, kaum provozieren.

Aufgrund der Berichte aus der Literatur von ARNOLD (11), BLITT (52), BRINKMANN (71), BRISCOE (72), BURRI (91), McCONNAL (108), DAILY (114), DEFALQUE (122), ENGLISH (149), HEITMANN (215–217), HERMOSHURA (229), JERNIGAN (259), 260), LOERS (314, 315), PAULET-PAINBOEUF (378) und WISHEART (490) und eigener Erfahrungen kommen wir zur Ansicht, daß dem Zugang über die Vena jugularis interna unter klinischen Voraussetzungen die Zukunft gehört.

B. Komplikationen beim Cava-Katheter außerhalb von Seriendarstellungen

Thrombosen: Klinisch manifeste Thrombosen sind bei den heute verwendeten Zugangswegen eine Seltenheit geworden. In krassem Gegensatz zu den klinischen Beobachtungen jedoch stehen die Befunde von REICHELT (392), der anläßlich der Autopsie von 26 Patienten mit einem Basilica-Katheter bei 24 von ihnen thrombotische Veränderungen in den zuführenden Venen feststellen mußte. Phlebographische Untersuchungen von DIETZ (127) ergeben ein ähnliches Bild für den gleichen Zugangsort. TESKE (453) untersuchte die phlebographischen Verhältnisse beim Subclavia-Katheter: Er führte 60 Phlebographien bei insgesamt 58 Patienten durch, wobei in ⅓ der Fälle Aussparungen im Gefäßvolumen festgestellt werden mußten. SABUNCU (405) fand anläßlich

Autopsien bei Patienten einer Neurologischen Abteilung 7mal wandständige Thromben zwischen Katheter und Gefäß und 11mal bis linsengroße Parietalthromben durch Intimaläsionen durch den Katheter, in 3 Fällen waren Lungenembolien nachweisbar. RICOUR (395) wies bei 10 Säuglingen mit Cava-Kathetern 2 schwere Venenthrombosen und eine Cava-Thrombose nach, die zum Tode des kleinen

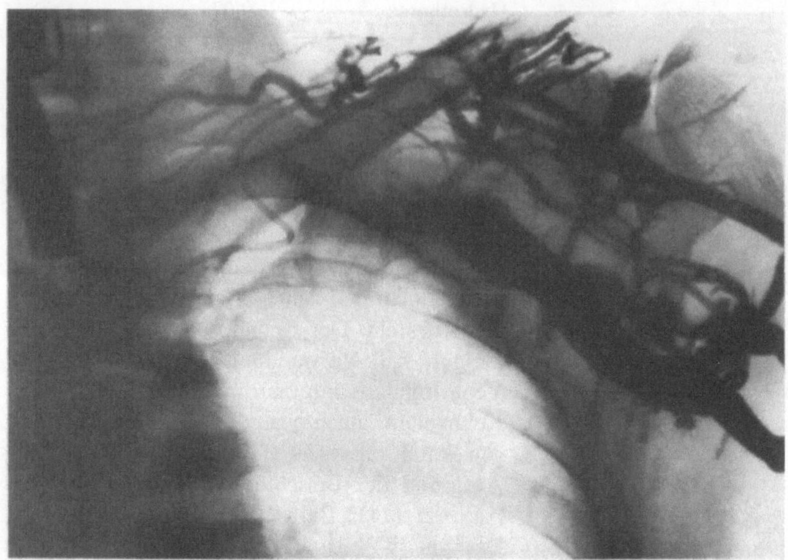

Abb. 35. Totaler thrombotischer Verschluß der Vena subclavia beim Subclavia-Katheter

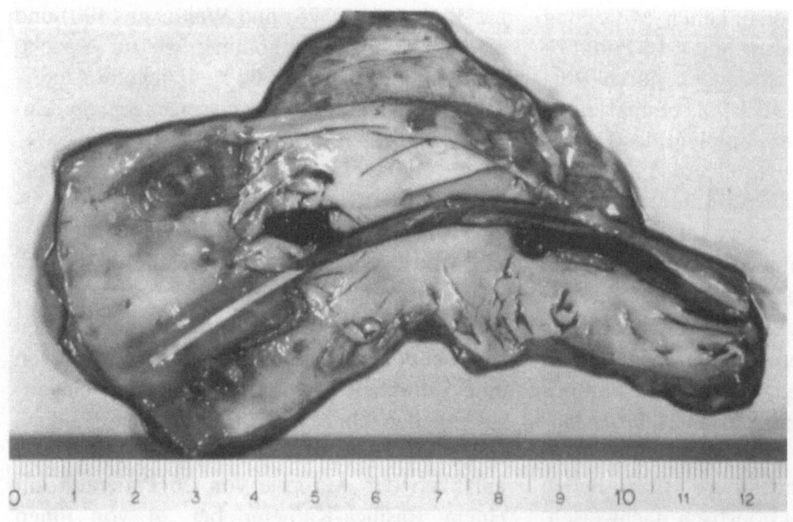

Abb. 36. Umscheidungsthrombus eines Cava-Katheters in der Cava superior am Präparat

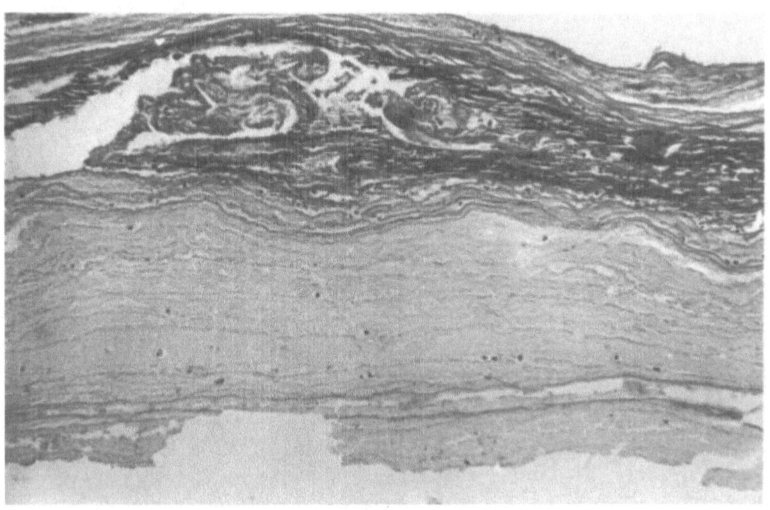

Abb. 37. Histologie des Umscheidungsthrombus von Abb. 36

Patienten geführt hatte. WIRBATZ (489) mußte bei intermittierendem Gebrauch des Cava-Katheters in 83% seiner Fälle Thrombophlebitiden in Kauf nehmen.

SCHUMANN (422) analysierte 20 Sektionsfälle mit Thrombosen und fand dabei 6mal einen Thrombus, 5mal 2, 5mal 3, 1mal 5 und 3mal sogar 7 Thromben, wovon 4 infiziert waren. Dabei scheint als Tatsache festzustehen, daß thrombotische Veränderungen beim Cava-Katheter häufig vorkommen. Bei Katheterlage in einem relativ englumigen Gefäß muß in über $^2/_3$, beim Subclavia-Katheter in ungefähr $^1/_3$ der Fälle mit der Entstehung thrombotischer Veränderungen gerechnet werden. In der überragenden Mehrzahl kommt es jedoch zu keiner klinischen Manifestation der Thrombose. Die Abbildung 35 zeigt einen Fall mit totaler Subclavia-Thrombose beim Zugang über dieses Gefäß, Abbildung 6 eine Cava-interior-Thrombose bei einem Kind unter Benutzung der Beinvenen als Zugang, Abbildung 36 einen autoptisch nachgewiesenen Umscheidungsthrombus in der Vena cava superior und die Abbildung 37 die entsprechende Histologie zu diesem Fall. Weitere Angaben über Thrombose und Embolie beim Cava-Katheter finden sich bei FFARACS (159), FIROR (163), GRAUDIS (198, 199), HAVILL (214) SCHLOSSMANN (416) und VIC-DUPONT (470). (Abb. 38, 39).

Heparin-Zusätze zur Infusion sollen nach Angaben von MONCRIEF (343) die Häufigkeit der Thrombosierung nicht beeinflussen, andere Autoren dagegen sahen günstige Effekte von diesem Medikament. In unserer eigenen prospektiven Studie konnte durch therapeutische Anticoagulation die lokale Thromboseneigung nicht gesenkt werden (88). Von signifikantem Einfluß auf die Häufigkeit dieser Komplikationen scheint das Kathetermaterial selbst zu sein: Entsprechend unseren experimentellen und klinischen Ergebnissen verursacht siliconisiertes PVC häufiger Thrombosen als siliconisiertes Polyäthylen (92). Dem letzteren Material ist demnach eindeutig der Vorzug zu geben.

In unserer Studie (BURRI, GASSER, 88) versuchten wir, Faktoren, die eine Thrombosebildung beim Cava-Katheter beeinflussen, herauszuarbeiten (Tabelle 11): Bei Patienten, deren AZ als gut bezeichnet wurde, traten in 4,3% der Fälle Thrombosen auf, bei reduziertem AZ in 8,4%. Eine Erhöhung der Thrombosehäufigkeit verursachte die Venenfreilegung gegenüber der percutanen Applikation. Eindeutig erschien die Häufigkeitszunahme bei

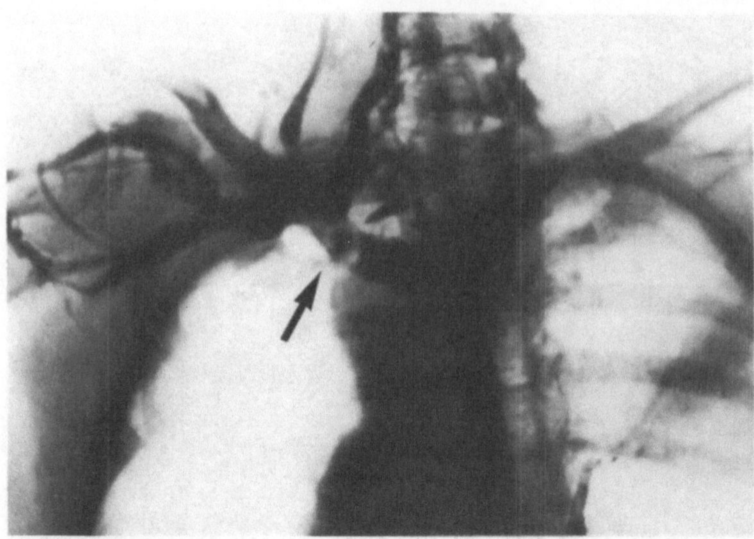

Abb. 38. Subtotaler Subclavia-Verschluß

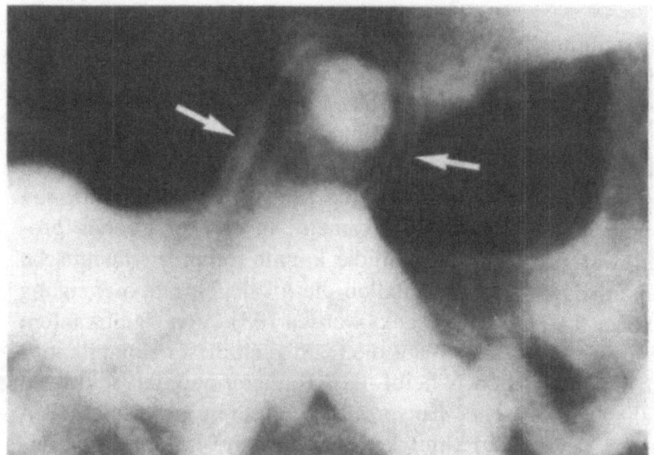

Abb. 39. Thrombus in einer Katheterschlinge

lokalen Veränderungen, indem vorbestehende Thrombosen und Phlebitiden die manifesten Thrombosen von 6,1 auf 20 bzw. 23% ansteigen ließen. Weitere Faktoren, die zur Thrombosebildung prädestinieren, sind vorangegangene periphere Katheter, Durchflußstörungen bei liegendem Katheter und Veränderungen des Hautzustandes. Bedeutungsvoll erscheinen uns die Zusammenhänge zwischen der Häufig-

keit thrombotischer Veränderungen und dem Einlegeort sowie der Liegedauer eines Cava-Katheters.

Klinisch manifeste Lungenembolien, die auf eine katheterbedingte Thrombose zurückzuführen waren, traten in unserer Studie nicht auf.

Unter Berücksichtigung dieser Tatsachen mit Vermeidung von Vorgehen und Techniken, die

Tabelle 11. Faktoren, die eine Thrombusbildung beim Cava-Katheter beeinflussen

Faktoren	% Thrombosen
AZ: gut	4,3
reduziert	8,4
Einlegemodus:	
percutan	5,5
Venaesectio	9,8
Vorbestehende lokale Veränderung:	
Ø	6,3
Thrombose	20,0
Phlebitis	23,1
Vorher Katheter:	
zentraler	6,0
peripherer	24,2
Einlegeort:	
Vena jugularis externa	3,4
Vena subclavia	1,4
Vena basilica	9,7
andere	14,6
Liegedauer:	
24 Stunden	1,4
8–14 Tage	9,4
36–56 Tage	11,1
Katheter:	
durchgängig	5,4
verstopft	19,1
Hautzustand:	
reizlos	2,6
Hautreizung	19,1
Infekt	47,6

vermehrt zur Thrombose führen, unter Verwendung eines adäquaten Kathetermaterials, wie es silikonisiertes Polyäthylen darstellt, und im Wahlfall durch die Benutzung der Vena jugularis interna rechts, erscheinen Thrombosebildungen weitgehend vermeidbar.

Infektionen beim Cava-Katheter: In neueren Zusammenstellungen geben WALTERS (475) in 16% entzündliche Venenveränderungen, STEIN (439) in 8,1% eitrige Thrombophlebitiden und RICOUR (395) in einem von 10 Fällen eine massive Eiterung an. Zahlreiche Einzelbeobachtungen über Sepsisfälle mit katheterbedingten Todesfolgen lagen bereits bis 1970 vor, darunter die Arbeiten von MONCRIEF (343) mit 4 auf 91 Femoralis-Katheter und von KRÖPELIN (285) mit 5 auf 10 Subclavia-Katheter. Beim letztgenannten Autor hat ein auserlese-

nes Krankengut von alten Patienten, die alle unter einem Breitspektrum-Antibioticum standen, seinen Niederschlag gefunden. 3 der 5 Patienten wiesen eine Blastomycetensepsis auf. STEIN (439) verlor 7 von 295 Verbrennungspatienten durch katheterbedingte Sepsis, RICOUR (395) 2 von 10 Säuglingen. GENSTER (187) legte 600 Katheter von der Basilica und der Saphena magna aus durch Freilegung ein: In 33,3% dieser Fälle fielen die Blutkulturen positiv aus, in 16,4% trat das klinische Bild einer Septicämie auf. Von den verursachenden Erregern steht der Staphylococcus aureus haemolyticus im Vordergrund, daneben fanden sich aber auch Pseudomonas, Coli, Klebsiellen, Streptokokken, Staphylococcus albus und Candida albincans. GORCE (192, 193) beobachtete bei Kindern 12mal ein septisches Zustandsbild mit Enterobakterien. Beobachtungen über lokale Infekte finden sich weiter bei BOECKMANN (57), COLLIN (105), FREEMANN (172, 173), KONOLD (283), NORDEN (357) und ORESTANO (368).

Verschiedene Autoren versuchten, dem Problem der bakteriellen Kontamination beim Cava-Katheter vermehrte Beachtung zu schenken: Bereits beim einfachen Herzkatheterismus mit oder ohne Angiokardiographie soll in 4–18% der Fälle eine Bakteriämie auftreten, nach kräftigem Zahnbürsten hat man in 40% der Fälle Bakteriämien gefunden. WILMORE und DUDRICK (486) untersuchten 13 Katheter bei Kindern mit einer Liegezeit von 6–52 Tagen, wobei 4 der Fremdkörper mehr als einen Monat intravasal gelegen hatten: Sie konnten in keinem der Fälle eine bakterielle Kontamination nachweisen. Diese Autoren richteten ein besonderes Augenmerk auf die Katheterpflege, indem sie die Kathetereintrittsstelle mit Jod desinfizierten, nach Einlegen des Fremdkörpers eine Antibiotica-Salbe auf die Eintrittsstelle brachten und einen täglichen Verbandswechsel ausführten. DRUSKIN und SIEGEL (134) untersuchten die bakterielle Komponente beim Cava-Katheter und brachten sie in Zusammenhang mit der Liegedauer. 12 Katheter, die vor 48 Stunden entfernt wurden, waren bakteriologisch negativ. Von 42 Kathetern, die mehr als 48 Stunden lagen, wiesen 22 positive

Kulturen auf. Dieser Unterschied erwies sich in einem p < 0,01 als statistisch signifikant. Diese Autoren beobachteten eine Virulenzsteigerung von Staphylococcus albus durch den intravasal liegenden Fremdkörper. Auch hier stand die Kontamination mit Staphylococcus aureus haemolyticus im Vordergrund, gefolgt von Proteus, Pseudomonas, Coli, Subtilis, Klebsiellen und Staphylococcus albus. Die zeitabhängige Häufigkeit bakterieller Kontaminationen intravasaler Fremdkörper wird durch SIEWERT (427) bestätigt, indem dieser Autor bei durch Venenfreilegung eingebrachten Kathetern mit kurzer Liegedauer von 1–3 Tagen in 12%, nach 3 Wochen aber in 45% der Fälle einen Infekt nachwies. Auch bei ihm steht Staphylococcus aureus hämolyticus im Vordergrund, der Staphylococcus albus folgt jedoch an zweiter Stelle. Auf der anderen Seite konnte MÜLLER (347) keine Abhängigkeit der Infektionsrate von der Liegedauer feststellen, während in unserer prospektiven Studie wiederum eine solche eindeutig nachweisbar war. Während unsere Katheterstudie lief, in der wir bakteriologische Untersuchungen von Katheterspitze, Haut- und Katheterspülflüssigkeit vornahmen, haben auch BANKS und Mitarbeiter (27) bakteriologische Untersuchungen der Haut, des Katheters und von Blutproben aus der Kathetervene durchgeführt: Sie fanden beispielsweise Staphylokokken bei 17 Hautabstrichen, bei 13 gleichzeitigen Katheterabstrichen und bei 2 Haut-, Katheter- und Blutkulturen. Bei 10 Patienten waren sowohl Haut- wie Katheterkulturen positiv, bei 2 Haut-, Katheter- und Blutkulturen. Von den insgesamt durchgeführten 118 Katheteruntersuchungen erwiesen sich 58 Fremdkörper als kontaminiert.

Hohe Zahlen von Bakteriaemien und septischen Zustandsbildern geben ASHCRAFT (12), COLLINS (107), DILLON (128), DUMA (137), GLOVER (190), HASSALL (212) SMITS (432), VUORINEN (473) und WORMS (491) an. In unserer prospektiven Studie (BURRI, GASSER, 88) konnte nachgewiesen werden, daß ein reduzierter Allgemeinzustand, gewisse vorbestehende Leiden, wie Diabetes und Uraemie, die Infektion am Cava-Katheter begünstigen.

Bei tracheotomierten oder intubierten Patienten fanden sich ebenfalls massive Anstiege des positiven bakteriologischen Befundes, ebenso bei einem hypovolaemischen oder infektiösen Schockzustand. Bei vorbestehenden Hautveränderungen erhöht sich das Risiko beim Cava-Katheter. Die Venae sectio verursachte in 13,5%, die Punktion lediglich in 1,4% Hautinfektionen. Vorbestehende Thrombosen, Phlebitiden oder traumatische Schädigungen im Einlegegebiet oder entlang der Kathetervene beeinflußten die Infektionshäufigkeit in hohem Maße. Mehrere Punktionsversuche erhöhen die Infektionsgefahr. Nach unseren Beobachtungen scheint ein eindeutiger Zusammenhang zwischen Infektion und Liegedauer nachweisbar: Es kommt mit zunehmender Liegedauer zur Häufigkeit von Hautreizung, Hautinfektionen, Entzündung entlang der Kathetervene und der positiven bakteriologischen Kulturen von Abstrichen der Katheterspitze, der Haut und der Katheterspülflüssigkeit.

Verschiedene Autoren befassen sich mit der Prophylaxe der Katheterinfektion: CHENEY und LINCOLN (99) prüften bei 135 Patienten die Wirkung einer 3%igen Tetracyclin-Salbe, die nach Einlegen des Katheters auf die Eintrittsstelle gebracht wurde. Sie fanden keine signifikante Senkung der Infektionshäufigkeit bei einmaliger Anwendung der Antibioticum-Salbe. Interessant ist jedoch die Beobachtung, daß unter diesem Vorgehen die Infektionshäufigkeit nach 24 Stunden zeitlich unabhängig bleibt. MORAN (344) verwendete Neomycin-Bacitracin-Polymyxin-Salbe und verglich sie mit einem Placebo-Präparat: Bei Verwendung von Placebo trat in 98% der Fälle ein Infekt auf, bei Anwendung der Antibiotica-Salbe nur in 18%. Drei der Patienten, die mit Placebo behandelt wurden, wiesen die klinischen Zeichen einer Sepsis auf, bei Verwendung eines Breitspektrum-Antibioticums blieb ein solcher Folgezustand aus. HORISBERGER (242, 243) untersuchte die Beeinflussung der Infekthäufigkeit durch besonderes technisches Vorgehen beim Einlegen des Katheters. 135 Intracath-Katheter wurden ohne besondere Vorsichtsmaßnahmen eingelegt. Dabei traten in 20 Fällen Infektzeichen auf, einmal eine Bakteriaemie und einmal eine nachgewiesene Sepsis. Wurden die Katheter unter aseptischen Kautelen (Verwendung von Maske und sterilen Handschuhen) eingelegt, konnte die Infekthäufigkeit um das Vierfache gesenkt werden. Diese Beobachtungen werden bestätigt durch die Arbeit von BOLASNY (58), der die Frequenz positiver Katheterkulturen durch vermehrte Aufmerksamkeit beim Einlegen von 13 auf 4%, die Thrombophlebitiden von 12 auf 6% und die Zahl der septischen Komplikationen von 2 auf 0% senken konnte. Bei der Untersuchung von 500 Katheterfällen mußte FUCHS (178) lediglich in 3,8% positive Bakteriologien feststellen. Diese niedrige Zahl wird auf das Vorhandensein eines speziellen Katheterteams an dieser Klinik und die konsequente sofortige Entfernung der Katheter beim ersten Zeichen einer Dysfunktion zurückgeführt. In unserer prospektiven Studie (BURRI, GASSER, 88) haben wir den Einfluß der Katheterpflege auf die Infekthäufigkeit untersucht und fanden dabei eine signifikante Senkung der Infektrate

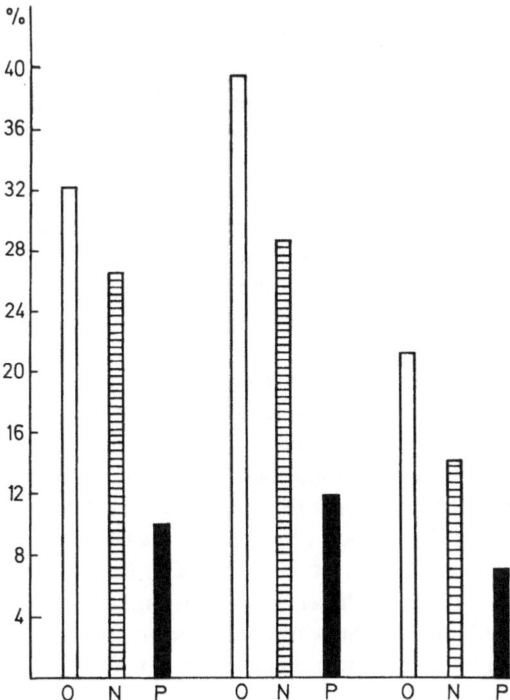

Abb. 40. Infekthäufigkeit in Abhängigkeit von der Katheterpflege

durch einen täglichen Verbandswechsel und insbesondere durch die Verwendung von Polybactrin-Spray (Abb. 40). Daneben kommt, wie bei der Thrombose-Prophylaxe, auch bei der Verhütung von infektiösen Folgen dem Kathetermaterial eine entscheidende Bedeutung zu, da die Kombination Thrombose und Infektion häufig ist.

Aufgrund unserer neuesten Erfahrungen sind wir der Ansicht, daß zur Katheterpflege anstelle des Antibioticum-Sprays ebenso wirkungsvoll eine Desinfektionslösung eingesetzt werden kann. Die Kathetereintrittsstelle soll täglich revidiert und neu steril abgedeckt werden.

Gefäßperforationen durch den Cava-Katheter:
Gefäße können beim Einlegen eines Katheters anläßlich der Punktion oder aber auch durch die vordringende Katheterspitze perforiert werden. Beim Durchstechen der Vene anläßlich der Punktion kommt es im Ellbogen, am Bein und im Halsbereich (Basilica, Femoralis, Jugularis externa) höchstens zu einer Hämatombildung, die keine größere Komplikation darstellt, weitere Punktionsversuche aber unmöglich machen kann. Bei den Perforationen der Subclavia können Verletzungen der Pleura, des Plexus brachialis sowie der Arteria subclavia auftreten. Auf Abbildung 31 ist ein Hydrothorax durch Perforation der Pleura mit liegendem Katheter dargestellt. Derartige Folgezustände erweisen sich bei diesem Zugang demnach nicht nur als potentiell, sie sind auch anderweitig des öfteren beschrieben worden. Somit erlangen Gefäßperforationen bei der Punktion praktisch nur für die Subclavia und Anonyma klinische Bedeutung.

Gefäßwandschädigungen und Perforationen beim Vorschieben des Katheters können bei jedem Zugang erfolgen. ASHRAF (13), JOHNSON (263), MAHAFFEY (323), GOYANES (197) und BURRI (88) beschrieben Verletzungsfolgen bei Einbringen des Katheters vom Arm her, SCHWEIKERT (423) von der Jugularis externa, DEUBZNER (124) und EISTERER (146) nach Punktionen der Subclavia. Die Folgen von Gefäßperforationen durch die Katheterspitze sind vom Zugangsort unabhängig. Liegt die Verletzungsstelle außerhalb des thorakalen Bereiches, wie in den Fällen von BURRI (88) und GOYANES (197), kommt es zur lokalen Hämatombildung, oder, falls Infusionen durch den Katheter zugeführt werden, zu einer Veränderung des Gewebes durch die zugeführte Flüssigkeit. Lokalisiert sich die Perforationsstelle im Subclavia-, Brachiocephalica- oder Cavabereich, dringt die Katheterspitze in die Pleurahöhle oder ins Mediastinum ein. In diesen Fällen kommt es bei Zufuhr von Blut zu einem iatrogenen Hämatothorax, bei Gabe von Infusionslösung zu einem Hydrothorax (Abb. 31).

Derartige Fälle haben auch ASHRAF (13), SCHWEIKERT (423), JOHNSON (263), DEUBZER (124) und MAHAFFEY (323) beschrieben. Die beiden Fälle von SCHWEIKERT (423) weisen insofern eine Besonderheit auf, indem bei Kindern die Komplikationen erst nach 2 Tagen auftraten, also möglicherweise einer Drucknekrose der Gefäßwand durch die Katheterspitze entsprachen.

Die Verwendung von weichen Cava-Kathetern drängt sich demnach auch zur Vermeidung dieser Komplikation auf. Eine besonders seltene Beobachtung beschreibt EISTERER (146), bei dessen Patienten die Subclavianadel in die Lunge eindrang und mit dem Bronchialbaum in Verbindung trat, so daß die Infusion intrapulmonal erfolgte. Die sofortige Entfernung der Infusionsnadel und endotracheales Absaugen vermochten die Komplikation zu einem guten Ende zu führen. Bei den übrigen intrapleuralen Infusionsfällen brachte das Absetzen der Zufuhr, verbunden mit Pleurapunktion, die Erholung der Patienten. Einzig ein Patient von DEUBZNER (124) mit einer Infusionsmenge von über 3000 ml in die Pleurahöhle kam an den Folgen dieser Komplikation ad exitum,

Tabelle 12. Schwerwiegende Komplikationen beim Cava-Katheter

Komplikationen	n	Todesfälle
Gefäßperforation	41	9
Herzperforation	41	34
Luftembolie	24	4
Katheterembolie	208	19

derjenige von FASSOLT (152) starb an seinem Grundleiden. Weitere Fälle sind von GALBERT (180), LOERS (313), OTTENI (369), REFETOFF (391) und ROYAL (402) beschrieben.

Wir fanden insgesamt 41 Fälle von Gefäßperforationen in der Literatur, 9 davon verliefen tödlich.

Herzperforationen beim Cava-Katheter: In seltenen Fällen kann die Katheterspitze den rechten Vorhof oder den rechten Ventrikel perforieren. *Wir haben in dem uns zur Verfügung stehenden Schrifttum 41 Fälle gefunden, 34 Patienten starben an dieser Komplikation:* ADAR (1), BRANDT (69), BROWN (76), BURRI (88), CREMER (113), DOERING (130), FITTS (166), FRIEDMANN (176), HENNEBERG (224), MCHENRY (225), HENZEL (227), HOMESLEY (241), JOHNSON (263), KLINE (276), KUIPER (288), LOHMÖLLER (317), SCEBAT (408), THOMAS (455) u. a. Die Herzperforation durch eine vordringende Katheterspitze stellt demnach eine absolut lebensgefährliche Komplikation dar, die nur selten durch sofort aktiv chirurgisches Einschreiten behoben werden kann.

Sowohl Gefäß-, wie Herzperforationen lassen sich durch vorsichtiges technisches Vorgehen beim Einlegen des Katheters weitgehend ausschließen. *Eine zusätzliche Sicherung scheint uns aber auch die Verwendung eines weichen Kathetermaterials zu sein, wie wir diesen in Polyäthylen zur Verfügung haben.* Wir sind der Ansicht, daß die Katheterspitze in der Cava superior zu liegen hat und nicht in den rechten Vorhof oder Ventrikel eindringen darf.

Luftembolien beim Cava-Katheter: Über die Möglichkeit einer Luftembolie beim Cava-Katheter ist viel geschrieben worden, in der Literatur sind jedoch lediglich 24 Fälle auffindbar: BARTH (31), BURRI (88), CRAIG (111), FERRER (158), FLANAGAN (167, 168), GREEN (200), LEVINSKY (308), LUCAS (320). Die überragende Mehrzahl dieser Fälle trat während der Punktion der Subclavia auf, bei 4 Patienten verursachte diese Komplikation den Todeseintritt.

Luftembolien beim Einlegen eines Cava-Katheters durch die Subclavia, Jugularis externa oder Jugularis interna können durch richtige Lagerung des Patienten (Trendelenburg) vermieden werden. Bei Patienten, die mit liegendem Cava-Katheter umhergehen dürfen, ist auf eine sichere Verbindung von Infusionsschlauch mit dem Katheteransatz zu achten.

Embolisation von Cava-Kathetern: Eine der schwerwiegendsten Komplikationen beim Cava-Katheter kann die Embolisation eines Katheterfragmentes oder eines ganzen Katheters in den zentral-venösen Kreislauf sein. Der erste Bericht einer Katheterembolisation stammt von TURNER und SOMMERS (464) aus dem Jahre 1954. WELLMANN (483) berichtete 1968 in einer ersten Sammelstatistik der Weltliteratur über 37 Fälle, davon 13 mit tödlichem Ausgang. Mit zunehmendem Einsatz der Cava-Katheter erhöhte sich rasch die publizierte Anzahl von Katheterembolisationen: AL-ABRAK (6), APFELBERG (8), AAYERS (20), BARRY (32), BERNHARDT (47), BERTHO (48), BETT (49), BLAIR (50), BLOOS (55), DE BOARD (56), BORGESKOV (60), BURRI (88), CARNEY (95), CHODKIEWICZ (100), COBLENTZ (103), DICKERSON (126), DOERING (130), EDWARDS (143, 144), FUNKE (177), GOTTSCHALL (195), HERBERT (228), HOLDER (239), HUTH (249), KEILER (273), KLÖTZER (277), KLUGE (278), KNUTSON (279, 280), KUX (290), LAMPRECHT (292, 293), MARIANO (326), MATHEY (330), MÜHE (346), NASH (353), NISSEN-DRUEY (356), NORTHCUTT (359), PÄSSLER (374, 375), PORSTMANN (381), McRAE (384), RICHARDSON (393), ROSS (398), STEINER (440), TAYLOR (450, 451), THOMAS (456), TSINGOGLOU (461), TULGAN (463), TURNER (464), UDWADIA (465), v/ UNGERN-STERNBERG (466), WELLMANN (482, 483).

Bis heute konnten wir 315 Fälle von Katheterembolisationen in das venöse System sammeln und auswerten. 254 Fälle wurden uns aus der Literatur bekannt, überwiegend Fallbeschreibungen. 44 Fälle ermittelten wir anhand einer schriftlichen Umfrage an 45 deutschsprachigen Kliniken und Instituten. 14 Fälle beobachteten wir an den eigenen Kliniken und 3 traten anläßlich einer prospektiven Studie mit 3200 Cava-Kathetern auf (88).

Allein die Tatsache, daß bei der Umfrage an fast jeder Klinik wenigstens eine Katheterembolie vorgekommen ist, läßt eine Dunkelziffer derartiger Ereignisse vermuten, die ein Vielfaches der bekanntgewordenen Fälle beträgt.

Die *Häufigkeit* von Katheterembolien schätzten wir anhand der prospektiven Studie auf 1 ‰.

Der *Anlaß* für das Legen eines Cava-Katheters war in 17,3% ein Unfall (Durchschnittsalter dieser Gruppe 30.7 Jahre), in 27,2% ein chir-

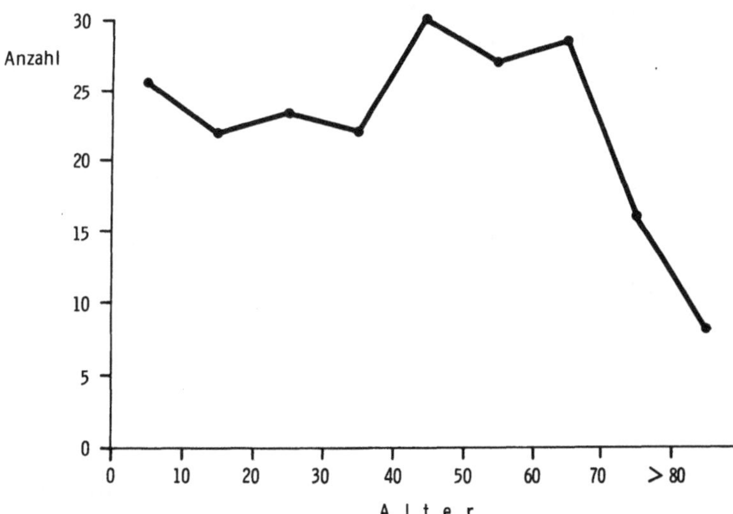

Abb. 41. Altersverteilung bei Cava-Katheterembolisationen

urgischer Wahl- oder Noteingriff (Durchschnittsalter 50,4 Jahre) und in 46,1% eine medizinische (nicht chirurgische) Indikation (Durchschnittsalter 44,5 Jahre). In 9,4% der Fälle geschah die Katheterembolisation durch Lösen von Schlauchteilen bei Hydrocephalusdrainagen (Durchschnittsalter 6,4 Jahre).

Die *Altersverteilung* der Fälle von Katheterembolisationen zeigt die Abbildung 41, wobei eine Häufung im 5.–8. Lebensjahrzehnt deutlich wird.

Mechanismus der Katheterembolisation: In 118 Fällen fanden wir keine oder unklare Angaben. Von den übrigen 197 Katheterembolien war in der Hälfte der Fälle, genau in 49,0%, das Abschneiden des Katheters an der Nadelspitze als Embolisationsursache angegeben worden (Tabelle 13). Weit weniger häufig fanden sich andere Ursachen: Abgebrochen in 15,3%, abgerissen in 11,7%, abgelöst in 12,8% und unbemerkt verschwunden ohne feststellbare Ursache in 11,2%.

Katheterembolien in Abhängigkeit vom Zugangsort: Eine detaillierte Aufstellung zeigt die Tabelle 14, aus der hervorgeht, daß in der Mehrzahl (64,7%) periphere Venen als Zugang gewählt wurden. In 70 Fällen blieb das Katheterfragment peripher liegen, was zur Entfernung einen kleinen Eingriff erlaubte (Tabelle 15). In 225 Fällen hingegen kam es zu einem zentralen Einschwemmen des Katheterfragmentes. Davon war in 32 Fällen keine

Tabelle 13

Mechanismus der Katheterembolisation	n	%
Katheter		
durch Nadel abgeschnitten	96	49,0
abgebrochen	30	15,3
abgerissen	23	11,7
abgelöst	25	12,8
„verschwunden"	22	11,2
Gesamt	196	100,0
Keine Angaben	118	

Tabelle 14

Zugangsort	n	%
Armvene	73	52,5
V. femoralis	13	9,4
V. saphena	3	2,2
V. pudendalis	1	0,7
peripher gesamt	90	64,7
V. jugularis externa	6	4,3
V. jugularis interna	1	0,7
V. subclavia	42	35,2
herznah gesamt	49	35,3
gesamt	139	100,0

Tabelle 15

Ort der Katheterembolisation	n
Peripher	70
Zentral	225
Paradox	1
Unbekannt oder keine Angaben	19
Gesamt	315

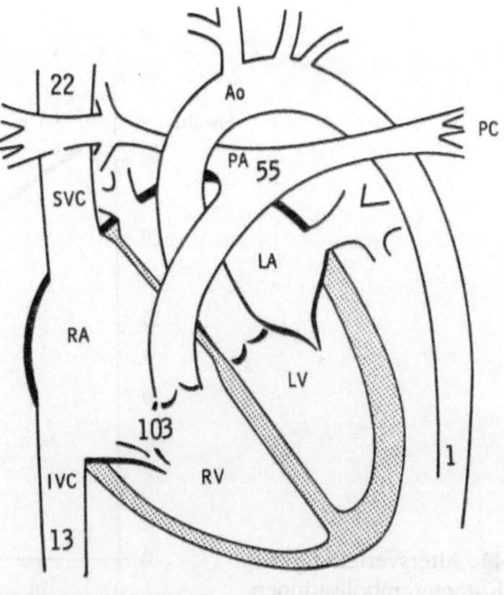

Abb. 42. Lokalisation von embolisierten Katheterfragmenten

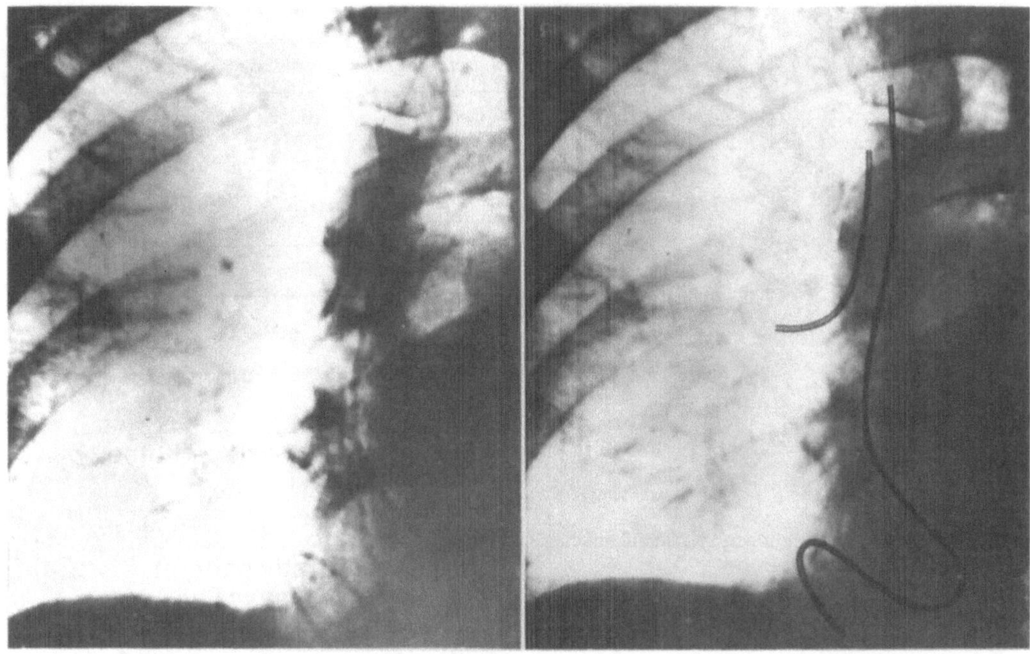

Abb. 43. Doppelte Katheterembolie im Originalbild und mit Darstellung der Katheterfragmente

nähere Angabe über den zentral gelegenen Ort angegeben. Die Verteilung mit bekannter Lokalisation ist auf Abbildung 42 dargestellt. Am häufigsten, nämlich in 103 Fällen, fand sich das Katheterfragment im rechten Herzen. In einem weiteren Fall gelangte ein Katheterfragment über ein offenes Foramen ovale in das arterielle System. Es lag bei der Autopsie als Zufallsbefund in einer Nierenarterie.

In 19 Fällen konnte der Ort nicht festgestellt werden, da es sich um nicht röntgendichte Katheter handelte oder keine hinreichenden Angaben vorlagen (Tabelle 15).

Die Abbildung 43 zeigt einen Fall von Katheterembolisation, wobei es während der Intensivtherapie zum Embolisieren von zwei Katheterfragmenten kam. Ein 5 cm langes Katheterstück lag in einer rechten Lungenarterie, ein 20 cm langes Stück im rechten Vorhof und rechten Ventrikel. Weitere Beispiele sind auf den Abbildungen 44 und 45 festgehalten.

Folgen in Abhängigkeit vom Embolisationsort (Tabelle 16): Lediglich in 5 der ausgewerteten 315 Fälle fand sich kein Hinweis, wie das Katheterfragment entfernt oder ob es belassen wurde. Davon handelte es sich allein in 3 Fällen um periphere Embolien. Von 70 Katheterembolien mit peripherem Embolisationsort wurden 61 operativ entfernt, davon 59 durch einen direkten Eingriff (Freilegung) und 2 transvenös. In 3 weiteren Fällen fehlte eine Angabe über die Art des Eingriffes. 6 Katheterfragmente wurden belassen, wobei es im Beobachtungszeitraum in keinem Fall zu einem hiermit zusammenhängenden Todesfall kam.

225 Katheteranteile embolisierten in das zentral-venöse Kreislaufsystem, ein weiterer über ein offenes Foramen ovale in eine Nierenarterie. Von den 225 zentral eingeschwemmten Kathetern wurden 168 oder 74,7% operativ entfernt (Abb. 46), davon 84 oder 52,8% mit einer indirekten, transvenösen Technik, ohne daß eine letale Komplikation auftrat, und 75 oder 47,2% durch eine Operation, meist Thorakotomie und Kardiotomie. 3 Patienten ver-

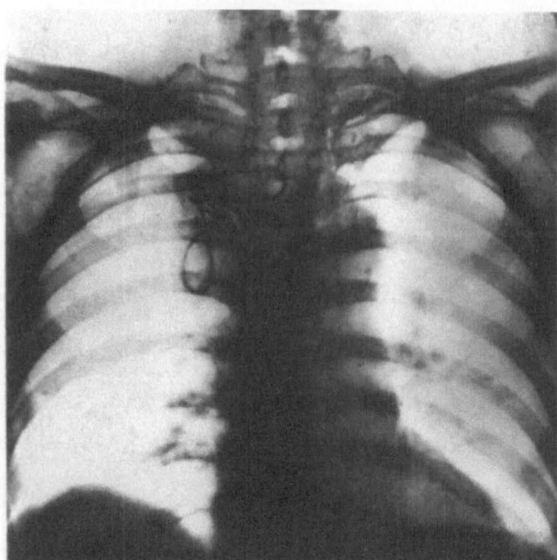

Abb. 44. Embolisierte Seldinger-Spirale in Subclavia, Anonyma und Cava superior

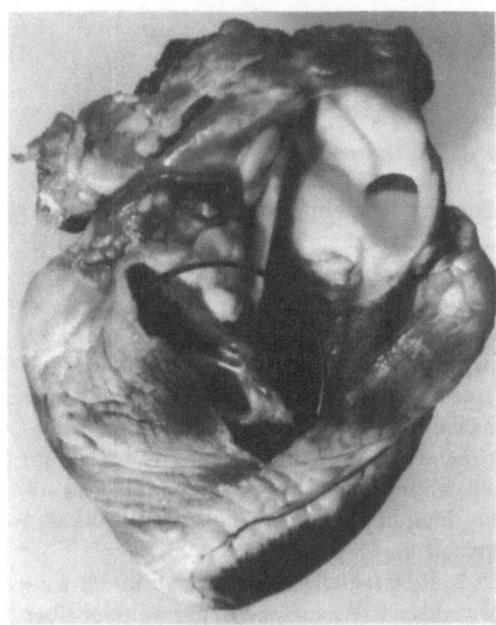

Abb. 45. Katheterfragment im rechten Herzen (Schaf)

Tabelle 16

Embolisationsort	n belassen	n davon gestorben
V. cava	10	2 = 20,0%
Rechtes Herz	28	15 = 53,6%
A. pulmonalis	11	1 = 9,1%
A. renalis	1	0
„zentral"	6	0
zentral gesamt	56	18 = 32,1%
unbekannt	19	2 = 10,5%
gesamt	75	20 = 26,7%

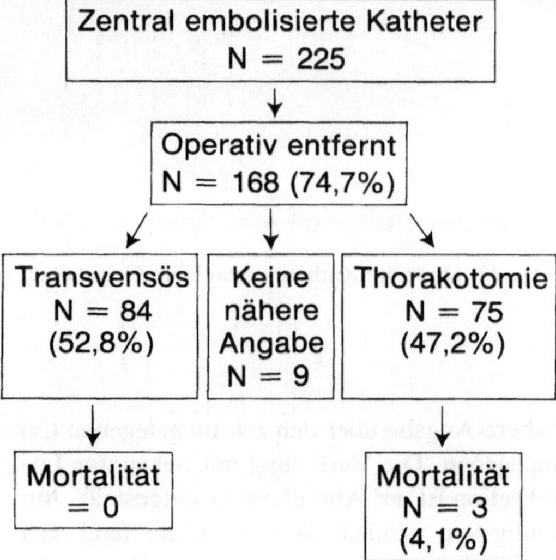

Abb. 46. Schicksal der Patienten mit Katheterembolien in Abhängigkeit von therapeutischen Maßnahmen

starben an den Folgen der Thorakotomie, entsprechend einer Mortalität von 4,1%.

Von den belassenen Kathetern starben an den Folgen 18 Patienten oder 38,1% (Abb. 47). Schlüsselt man diese Zahl nach dem Ort der zentralen Embolisation auf (Tabelle 16), so betrug in diesem Kollektiv die Mortalität bei im rechten Herzen belassenen Kathetern sogar 53,6%. Hingegen scheint die Lage in einer Pulmonalarterie mit einer Mortalität von nur 9,1% besser toleriert zu werden.

Katheterbedingte Todesursachen: Insgesamt traten 20 nachgewiesene katheterbedingte Todesfälle durch Belassen der embolisierten

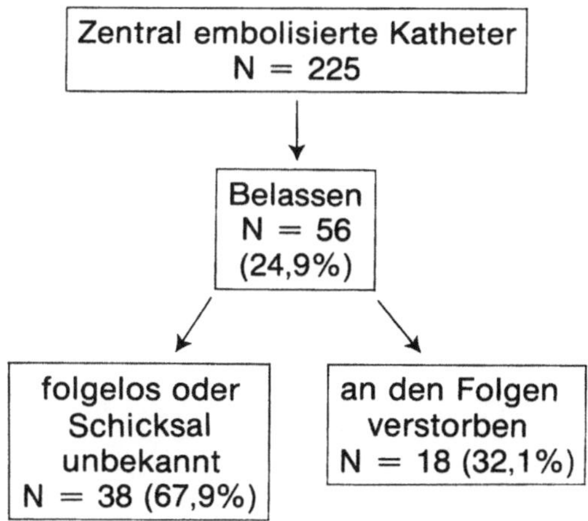

Abb. 47. Letalität nach belassenen Kathetern

Transvenöse Katheterextraktion (Tabelle 17): Seit es 1967 MASSUMI (329) erstmals gelang, einen in die Vena cava eingeschwemmten Katheter indirekt mit Hilfe eines Katheters und einer feinen Drahtschlinge erfolgreich zu entfernen, wurde der relativ große Eingriff der Thorakotomie zunehmend zugunsten verschiedenster indirekter, transvenöser Methoden verlassen. Eine Übersicht über die verschiedenen heute üblichen Extraktionsinstrumente ist auf Tabelle 17 dargestellt. Mit ihrer Hilfe gelang dabei die Entfernung zentral eingeschwemmter Katheter aus der Vena cava in 73,9%, aus dem rechten Herzen in 60% und aus den Pulmonalarterien immerhin in 38,6% der Fälle.

Fragmente ein. Am häufigsten war eine Herzwandperforation (5mal) die Todesursache, in 3 Fällen war es eine septische Endocarditis, in 3 weiteren Fällen eine therapieresistente Arrhythmie mit Herzversagen, in 3 Fällen eine Cava-Thrombose und Lungenembolie, in 2 Fällen eine Herzwandnekrose, in je einem Fall eine Sepsis und eine Cava-Thrombose mit Perikarditis. Bei den 19 Fällen mit unbekanntem Embolisationsort war jeweils eine septische Thrombophlebitis die Todesursache.

Extraktion vom embolisierten Katheterfragmenten: Über unterschiedliche Vorgehen zur Entfernung von Katheter-Embolie berichten zahlreiche Autoren: BANKS (28), BARMAN (30), BASHOUR (33), BEAULIEU (38), BLOCK (53), BLOOMFIELD (54), DELANY (123), DOTTER (133), EDELSTEIN (141), FISHER (165), GARCIA (182), GERACI (188), GSCHNITZER (204), HAMMERMEISTER (211), HELMER (218, 219), HENLEY (222), HIPONA (236), HODEL (237), HUTH (249), HYMAN (250), IRMER (252), LETH (307), LILLEHEI (310), LOERS (316), MARKKULA (327), MARLON (328), MASSUMI (329), MATHUR (332), MAUTHE (334), MILLER (341), MIRHOSEINI (342), PORSTMANN (381), RANNINGER (387), RASHKIND (389), ROSSI (401), SCHECHTER (413), SHANDER (424), SMITHWICK (431), SMYTH (433), SONI (435), McSWEENY (447), TATSUMI (449), TRUSLER (460), VAUGHN (468).

Tabelle 17

	V. cava u. re. Herz	*Pulmonalarterie*	*zusammen*
Schlinge	30	13	43 (51,2%)
Endoskopiezange	16	0	16 (19,0%)
„Hakenkatheter"	9	0	9 (10,7%)
Ureterensteinfänger	7	1	8 (9,5%)
Katheterfaßzange	3	0	3 (3,6%)
ohne Angaben	5	0	5 (6,0%)
gesamt	70	14	84 (100,0%)

1. Schlingentechnik: Am häufigsten konnte mit Kathetern, die mit einer Schlinge versehen waren, das Katheterfragment entfernt werden. Dabei handelte es sich entweder um eine Endschlinge mit einem doppelläufigen elastischen Draht oder Kunststoffaden oder um eine End- oder Seitenschlinge mit einem einläufigen Draht, ähnlich der auch verwendeten Zeiss-'schen Schlinge (Abb. 48). 43 von 84 Katheterfragmenten oder 51,2% wurden auf diese Weise entfernt, 13 davon aus Pulmonalarterien. Es ist zweifellos eine sehr einfache, dabei effektive und ungefährliche Methode. Ein derart geeignetes Instrument läßt sich in Notfallsituationen überall ohne Aufwand herstellen.

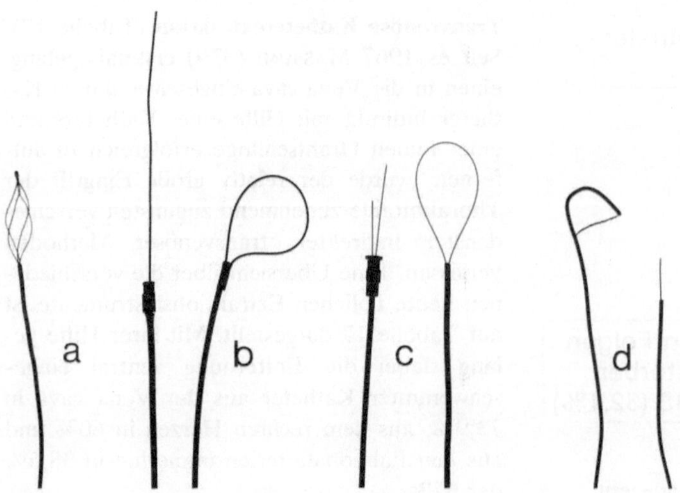

Abb. 48. Verschiedene Schlingen zur transvenösen Extraktion von embolisierten Katheterfragmenten

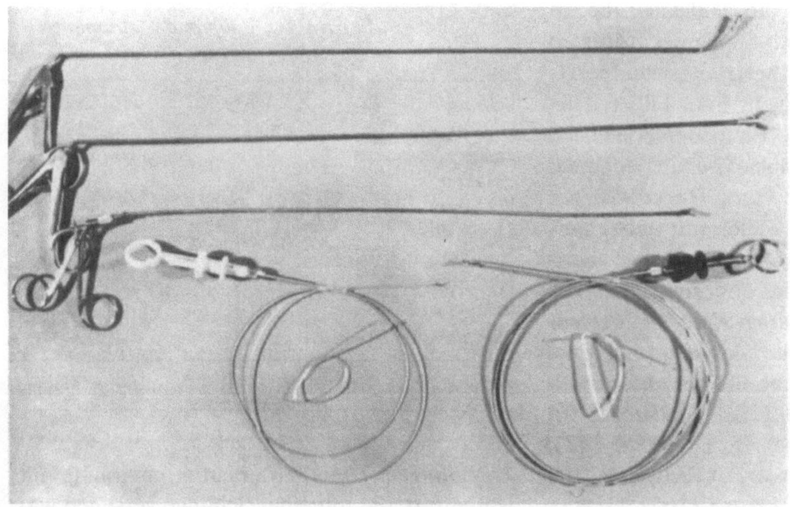

Abb. 49. Zangen zur transvenösen Entfernung von embolisierten Venenkathetern

2. Endoskopiezangen: Endoskopiezangen verschiedenster Art (Abb. 49) gelangten in 16 Fällen oder 19,0% zum erfolgreichen Einsatz. Darunter befanden sich sogar starre Bronchoskopiezangen, die über die Vena jugularis eingeführt wurden, sowie flexible Blasenbiopsiezangen, Magenbiopsiezangen und Myokardbiopsiezangen.

Diese Geräte besitzen jedoch entscheidende Nachteile:
a) Sie sind relativ oder absolut starr und es besteht dadurch die Gefahr der Venenwandperforation und
b) mit der Faßzange können folgenschwere Intima- oder Endocardlaesionen gesetzt werden. Auf ihre Anwendung sollte daher u. E. ver-

zichtet werden. Lediglich PORSTMANN (381) entwickelte speziell für intravenös verschleppte Fremdkörper eine Faßzange, die wegen ihrer spiralig abgerundeten Enden weniger gefahrvoll zu sein scheint.

3. Hakenförmige Katheter: Hakenförmige Katheter, wie sie in der Angiographie in verschiedensten Formen benutzt werden (Abb. 50), kamen in 9 Fällen erfolgreich zur Anwendung. Die gebogene Spitze dieser Katheter läßt sich mit einem Mandrin geradestecken („tip deflector guide"), so daß Hängenbleiben am Tricuspidalsegel oder einem Papillarmuskel, Verletzungen der Venenwand oder des Endokards vermeidbar sind. Derartiges Hängenbleiben ist bei früher verwendeten, starren, hakentragenden Kathetern schon beobachtet worden, worauf eine Thorakotomie oder Kardiotomie erforderlich wurde.

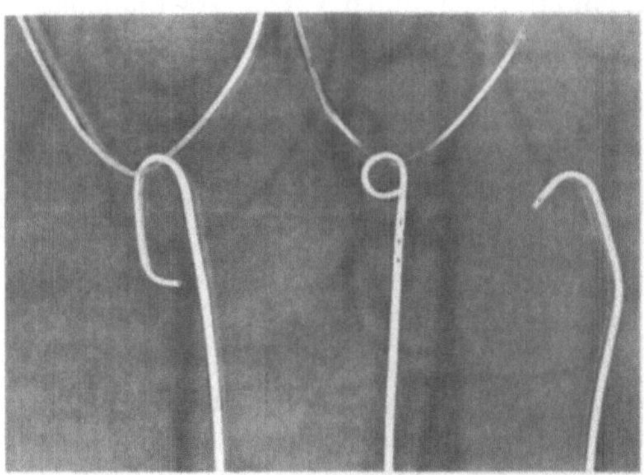

Abb. 50. Hakenförmige Instrumente: links Coronarkatheter nach JUDKINS, Mitte „Pig-tail"-Katheter, rechts Coronar-Katheter nach SONES

4. Uretersteinfänger: Instrumente mit genügender Entfaltbarkeit der korbähnlichen Schlinge und ausreichender Flexibilität, wie der auf Abb. 48 gezeigte Dormia-Steinfänger, wurden ohne Schaden in 7 Fällen verwendet. DOTTER (133) hat hierzu einen von ihm modifizierten Uretersteinfänger vorgeschlagen. Prinzipiell ähnlich arbeitet das von RANNINGER (387) speziell zur Entfernung embolisierter Fremdkör-

per in experimentellen Versuchen entwickelte Gerät. Bisher sind jedoch noch keine Berichte über dessen klinische Anwendung erschienen.

5. Fogarty-Katheter: Er kann bei Fragmenten, die noch nicht mit dem zentralen Ende im Vorhof angelangt sind, insbesondere bei peripheren Katheterembolien (MARLON, 328; MATHUR, 332) nützlich sein.

Erfolgsaussichten bei indirekten Verfahren: Über Mißerfolge bei der transvenösen Extraktion zentral eingeschwemmter Katheter liegen nur wenig Angaben in der ausgewerteten Literatur vor. Aus Tabelle 18 geht hervor, daß in 11 Fällen der transvenöse Versuch erfolglos abgebrochen werden mußte. In 3 Fällen lag das Katheterfragment in der Vena cava, in weiteren 3 Fällen im rechten Herzen und in 5 Fällen in der Pulmonalarterie. 5 Katheterteile wurden belassen; die Patienten waren, soweit bekannt, asymptomatisch. In 6 Fällen erfolgte die Entfernung mittels Thorakotomie.

In 6 berichteten Fällen waren mehrere Versuche, meist mit verschiedenen Instrumenten, bis zur erfolgreichen Extraktion erforderlich. Nur wenige Autoren machten über Schwierigkeiten und Zwischenfälle bei der transvenösen Extraktion Angaben, doch liegen sie sicher weit höher als die hier gezeigte Zahl vermuten läßt.

Tabelle 18

	erfolglos	*belassen*	*Thoracotomie*
V. cava	3	2	1
Rechtes Herz	3	2	1
A. pulmunalis	5	1	4
Gesamt	11	5	6

Eine offenbar seltene Komplikation ist das Frakturieren von Katheterteilen während der Extraktion. Lediglich HUTH (249) berichtete 1973, daß dies in 3 von 4 seiner beobachteten

Katheterembolien vorkam. In 2 Fällen wurde versucht, einen ins rechte Herz eingeschwemmten Katheter durch Thorakotomie und Kardiotomie mit einer Faßzange zu entfernen, wobei Teile beim Fassen des Katheters abbrachen und in die Arteria pulmonalis fortschwammen, wie die postoperative Thoraxaufnahme zeigte. In einem anderen Fall konnte der Katheter transvenös mit einer Schlinge gefaßt werden, aber auch hier brach ein 5 cm langes Stück ab und fand sich später in einer Lungenarterie. In allen Fällen habe es sich um schlechte Kathetermaterialbeschaffenheit gehandelt. Bei lange im Kreislauf gelegenen Kathetern aus PVC-Material ist bekannt, daß durch das Entweichen der Weichmacher das Kathetermaterial hart und brüchig wird. Todesfälle traten bei Verwendung indirekter Methoden — bisher 56 Fälle — nicht auf. Daher erscheint die transvenöse Entfernung heute ohne wesentliches Risiko auch bei schlechtem Allgemeinzustand möglich.

Schlußfolgerungen: Noch 1970 behauptete BENEDICT (40), daß „die Versuche, abgebrochene Katheter zu entfernen, traumatischer und gefährlicher seien, als die harmlosen Katheter zu belassen". Er selbst habe mindestens 8 Fälle beobachtet, bei denen der belassene Katheter keine ernsthaften Komplikationen nach sich zog. Die vorausgegangenen Mitteilungen und das Ergebnis dieser Studie zeigen jedoch die Gefährlichkeit von belassenen Katheterfragmenten mit ihren oft deletären Folgen. Nicht zuletzt sei darauf hingewiesen, daß bereits 1968 in den USA der Washington Supreme Court in einem Urteil das entsprechende Krankenhaus und das verantwortliche Personal für eine Katheterembolisation und ihre Folgen haftpflichtig gemacht hat. Es sind daher Maßnahmen erforderlich, um Katheterembolien auf jeden Fall zu vermeiden. Wenn sie aber eingetreten sind, muß umgehend gehandelt werden:
1. Beim Auftreten einer Katheterembolisation sind sofort röntgenologische und notfalls angiographische Lokalisation und anschließend operative Extraktion zu fordern. Gelegentlich gelingt es, durch proximale Kompression ein zentrales Einschwemmen des Katheters zu verhindern.
In jedem Fall ist zunächst der Versuch der transvenösen Entfernung mittels eines geeigneten Instrumentes (z. B. Schlinge) zu versuchen, ehe eine Thorakotomie in Erwägung gezogen wird. Voraussetzung ist die ausschließliche Verwendung von röntgendichten Kathetern.
2. Weit wichtiger noch scheinen uns sinnvolle Maßnahmen zur Verhütung dieser Komplikation zu sein. Hierzu lassen uns die Ursachen folgende Richtlinien empfehlen:
— Die Kathetereintrittsstelle oder die Nadelspitze sollten nicht direkt über einem Gelenk liegen und fixiert sein. Bei unruhigen Patienten ist die entsprechende Extremität zu immobilisieren.
— Ein Katheter darf durch die Metallnadel weder beim Einbringen noch zur Korrektur zurückgezogen werden. Widerstände sollten durch Änderung der Kopf- bzw. Armhaltung oder durch vorzeitiges Laufenlassen der Infusion überwunden werden. Bei Nichtgelingen muß die Nadel mit Schlauch entfernt und die Punktion an anderer Stelle wiederholt werden.
— Es sollten nur Kathetermodelle mit entfernbarer Metallnadel oder Plastiknadel verwendet werden, um ein Abschneiden auszuschließen.

Seltenste Komplikationen des Cava-Katheters: Eine äußerst seltene Folge der Subclavia-Punktion, deren Möglichkeit zu erkennen jedoch unbedingt erforderlich ist, ist die Verletzung des Plexus brachialis. Wir fanden im Schrifttum 4 solcher Fälle beschrieben, in 2 davon kam es zur Restitutio, in den beiden anderen blieb eine definitive Schädigung bestehen.
YAROM (493) machte 1964 die Aussage, daß Tracheaverletzungen anläßlich der Subclavia-Punktion beim Kleinkind relativ häufig auftreten würden. KÖSTERS (282) beschreibt die Perforation eines Strumafollikels beim gleichen Zugang. BRENNAN (70) beobachtete eine venotracheale Fistel nach Katheterapplikation, BRITT die Punktion des Cuffs eines Trachealtu-

bus und LARSEN (299) eine Laesion der Arteria mammaria interna.

OBEL (361) sah unmittelbar im Anschluß an eine Subclavia-Punktion unter Verwendung von Lokalanaesthesie eine vorübergehende Phrenicusparese infolge Wirkung des Lokalanaesthetikums auf diesen Nerven. PARIKH (376) beschreibt das Auftreten eines Horner Syndroms nach Punktion der Jugularis interna.

Über die wohl ungewöhnlichste Komplikation bei Verwendung eines Cava-Katheters berichtet GOYANES (197). Bei einem Patienten mit einer großen Weichteiloperation am Schultergürtel verwechselte die Schwester den Cava-Katheter mit dem Polyvinylschlauch der Redondrainage. Die Bluttransfusion floß demnach in die frische Operationswunde, während sich die Redonflasche mit Blut aus der Vene des Patienten füllte. In der Folge verschlechterte sich der Zustand des Patienten, der Irrtum wurde jedoch früh genug aufgedeckt, um einen fatalen Ausgang zu verhindern.

VIII. Häufige Autopsiebefunde bei Vena Cava-Katheterträgern

Bei der autoptischen Auswertung der anatomischen Befunde von Patienten mit Vena cava-Katheter fallen komplizierende Erkrankungen auf, die man als Katheterfolge ansehen muß. Es handelt sich dabei vorwiegend um Folgen vom Thrombosen und Infektionen. Relativ harmlos sind die recht häufigen Abscheidungsthrombosen, die den Katheter umhüllen (Abb. 51), seltener findet man thrombotische Veränderungen an der Tricuspidalklappe und an der Spitze des Vena cava-Katheters im Bereich der rechten Herzkammer. Die beiden genannten Lokalisationen deuten auf die Gefahren bei falscher Katheterlage im Herzen hin. Die Pathogenese dieser Thrombosebildung ist noch weitgehend unklar. Wir haben wohl bei der Atherosklerose gelernt, daß im Rahmen eines atheromatösen Geschwürs freigesetztes Kollagen die Plättchen zur Aggregation bringt, wobei dann aus dem aggregierten Thrombocyten ADP frei wird, das wiederum neue Plättchen aggregieren läßt. Dieselben Phänomene sind im Tierversuch nachweisbar, wenn man die Endothelschicht der Intima verletzt. Auch hier kommt es unter der Einwirkung von Kollagen zu einer Plättchenaggregation, die nicht selten zu einer parietalen Thrombose führt. Durch die Erforschung der Kollagenmoleküle und Aufdeckung der Aminosäure Glycin sowie von Hydroxyprolin und glykosierten Hydroxilysin in den Kollagenmolekülen, entstand die Diskussion über die Einflußnahme eines Komplementfaktors bei der Entstehung einer Thrombose. Es hat sich nämlich herausgestellt, daß ein Teilstück der ersten Komplementkomponente, nämlich das C_1q, ebenfalls ein Glycin, Hydroxilysin aufweist. Da bei jeder Einführung eines Katheters in die Vena cava eine Kontamination mit bakteriellen Substraten auftreten kann, besteht durchaus die Möglichkeit, daß bakterielles Substrat in noch ungeklärter Weise eine Reaktion mit diesem

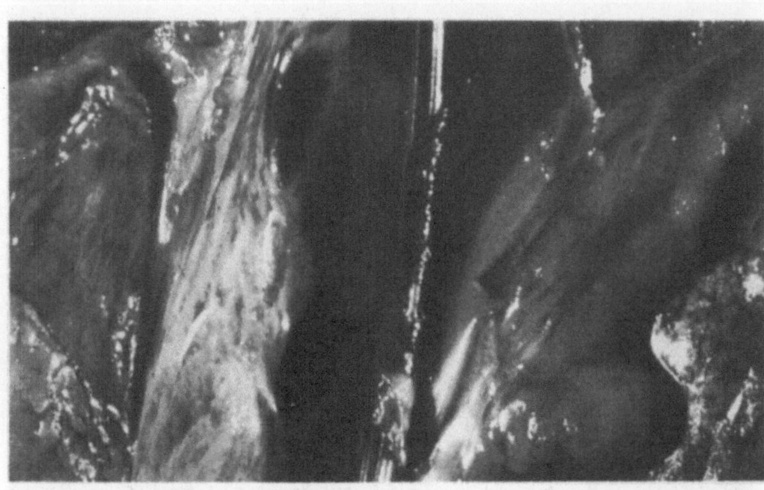

Abb. 51. Umscheidungsthromben am Katheter

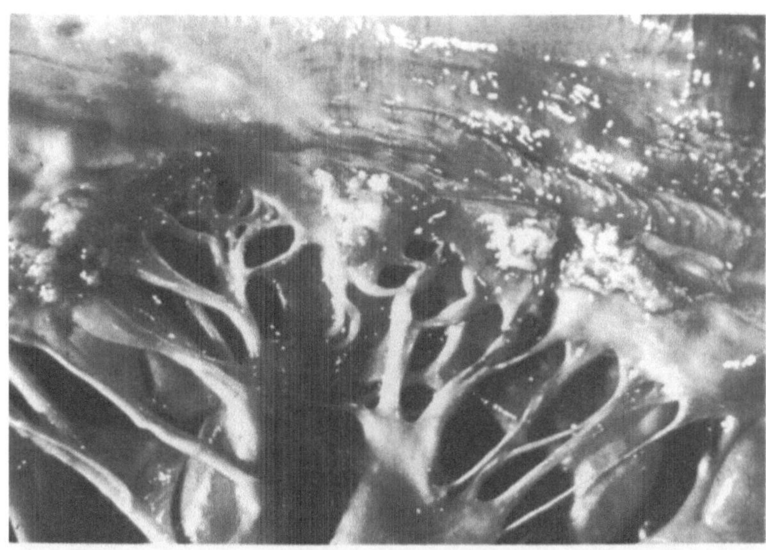

Abb. 52. Septisch infizierte Endokarditis der Mitralklappe bei Subclavia-Katheter

Teilstück der ersten Komplementkomponente eingeht, wobei statt Kollagenmoleküle durch die Aggregation von Thrombocyten auch Komplement eine Gerinnung hervorrufen würde. Auch könnte Kathetermaterial C_1q fixieren. Diese Überlegungen stellen größtenteils noch Hypothesen dar, sie sind es aber sicher wert, weiter verfolgt zu werden.

Die zweite häufige Komplikation eines Vena cava-Katheters stellt die Infektion dar. Dabei findet der Pathologe neben den Infekten an der Kathetereintrittsstelle eine Kontamination von Thrombosen um den Katheter oder auf der Tricuspidalis (Abb. 52) mit Bakterien, wobei opportunistische Erreger, aber auch Eitererreger, wie Staphylokokken und Streptokokken, nachweisbar sein können. Diese Infektionen treten insbesondere bei Patienten auf, die an einer vom Katheter unabhängigen Lokalisation eine Infektion mit denselben Erregern aufweisen. So wird es wahrscheinlich, daß zumindest ein Teil der Infektionen bei Thrombosen nicht durch den Weg über den Cava-Katheter, sonder hämatogen entsteht, indem sich Bakterien auf dem Nährboden der Thromben ansiedeln und vermehren.

Das Schicksal solcher Thrombosen gestaltet sich unterschiedlich: Sie können vernarben und so gewissermaßen einheilen; es bleibt dann als harmloses Substrat eine Venenverdikkung. Sie können sich aber auch loslösen und Lungenembolien hervorrufen. Im allgemeinen sind diese Embolien nicht tödlich, was auf das Ausmaß der Thrombosen zurückzuführen ist. Wir wissen, daß für den Menschen große und ganz kleine Thromboembolien in den Lungen sehr gefährlich sind, wohingegen ein Mittelmaß an Größe erst dann für den Patienten gefährlich wird, wenn über 50% des Gefäßdurchschnittes an Lungenarterien von diesen Embolien eingenommen werden. Die große Embolie, welche die Arteria pulmonalis in ihren Hauptästen verlegt, führt zum akuten Rechtsherzversagen. Eine solche Embolie ist bei Katheterträgern selten, da hierfür das Maß der Thrombosen nicht ausreicht. Die Mikroembolien, die vorzugsweise aus Plättchen bestehen, können schon in geringer Anzahl infolge Freisetzung von peptidartigen Wirkstoffen aus den Thrombocyten über Bronchospasmen mit Atelektasen und pulmonaler Hypertension den Tod durch Rechtsherzversagen bedingen. Aber auch diese kleinen, meist ausschließlich aus Plättchen bestehenden Embolien, sind als alleinige Folgen von Thrombosen um den Katheter selten, da der Vena cava-Katheter sich

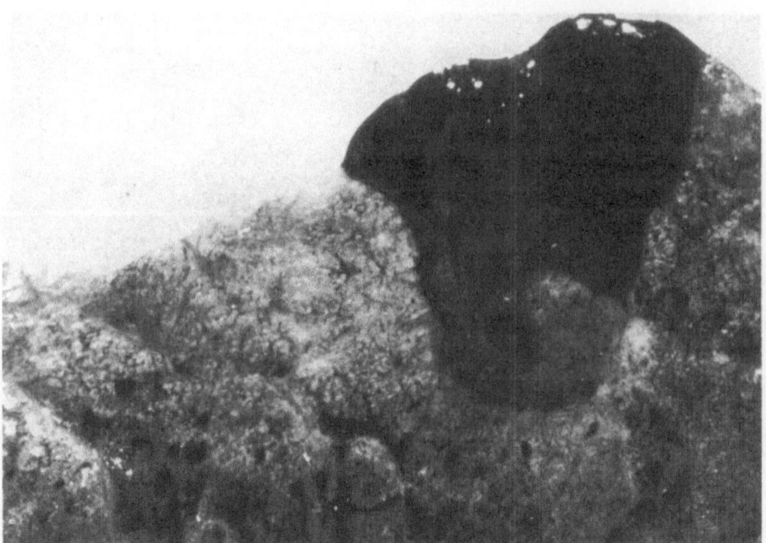

Abb. 53. Frischer haemorrhagischer Infarkt bei einem Patienten
mit Vena cava-Katheter und bei gleichzeitig vorliegender Einflußstauung

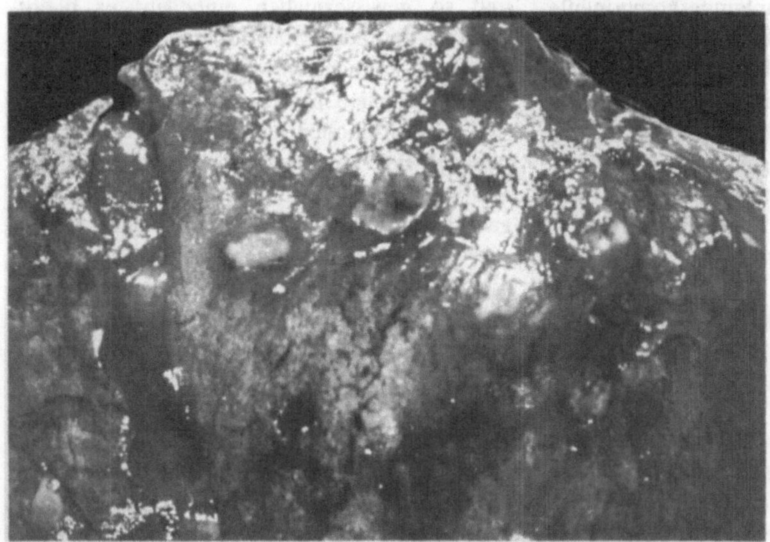

Abb. 54. Multiple septische Lungenabszesse und vereiterte septische
Lungeninfarkte bei einem Cava-Katheterträger (Kathetersepsis)

nicht mit einer Aggregation von Plättchen begnügt, sondern echte parietale Thrombosen aufkommen läßt. In den weit überwiegenden Fällen sind Mikroembolien aus Plättchenaggregaten in die Lungen Folge des Wiederauflebens eines schockgelähmten peripheren Kreislaufes, wo sich Mikrothrombosen gebildet hatten.

Es bleiben also die mittelgroßen Embolien übrig, und hier kann man sagen, daß das Ausmaß, d. h. die Menge der parietalen oder Umscheidungsthrombosen, bei Patienten mit Vena cava-Kathetern meist nicht ausreicht, um über 50% der Lungenarterien zu verlegen. Bei autoptischem Nachweis solcher Embolien liegen dem Pathologen meistens überhaupt keine Angaben über Beschwerden des Patienten vor, der Tod ist auf eine andere Ursache als die Embolie zurückzuführen. Bei vorbestehender Linksherzinsuffizienz mit Stauungslunge, entwickelt sich im Versorgungsbereich des embolisch verstopften Gefäßes ein Infarkt (Abb. 53) mit Infarktpleuritis, die klinisch durch entsprechende pleuristische Schmerzen Aufmerksamkeit erregt.

Entscheidend wird das embolische Krankheitsbild verändert, wenn die Thrombosen mit Bakterien kontaminiert sind. Hier führen auch mittelgroße Embolien in die Lunge zu septisch haemorrhagischen Infarkten und haematogenen Abszessen (Abb. 54), die dann zu einer hämatogen entstandenen Pneumonie führen. Für diese bakteriell kontaminierten Thromboembolien gilt die Aussage nicht, daß in der Lunge bloß der große und die multiplen kleinen, vorzugsweise aus Plättchen bestehenden Embolien lebensgefährlich werden. Hier können demnach auch mittelgroße Embolien, die in verschiedene Lungenäste gehen, über eitrige Infarkte den Tod durch Sepsis und Septicopyämie herbeiführen.

Nach der Erfahrung des Pathologen sind alle anderen Folgen von Vena cava-Kathetern zahlenmäßig ohne Bedeutung. Bei akuten Todesfällen nach Einführung eines Vena cava-Katheters muß die Obduktion mit dem Verdacht einer Luftembolie durchgeführt werden. Eine gleiche methodische Vorsicht bei der Leichenöffnung gilt, wenn der Verdacht auf einen katheterbedingten Pneumothorax aufgekommen ist. Man kann Hämatome finden, äußerst selten Abrisse von Kathetern, falsche Katheterlagen mit und ohne Venenperforation und Hämatothorax. In der Erfahrung der Ulmer Pathologie haben diese Komplikationen des Cava-Katheters zu keinem Todesfall geführt.

IX. Empfehlungen zum Cava-Katheterismus

Aufgrund der heute vorhandenen Kathetermodelle und technischen Möglichkeiten, sowie unter Berücksichtigung der zu befürchtenden Komplikationen und deren Frequenz, erlauben wir uns, folgende Empfehlungen zu äußern.

1. Indikation

a) Messung des ZVD und Substitutionstherapie
- der Patient befindet sich in einem bedrohlichen Kreislaufzustand (Schock, drohender Schock)
- Vorbereitung eines großen, risikoreichen chirurgischen Eingriffes
- Chirurgischer Eingriff an einem Risikopatienten

b) Parenterale Ernährung
- Zufuhr hypertoner Lösungen

c) Dauernder venöser Zugang (relativ)

2. Kathetermaterial
- Silikonisiertes Polyäthylen
- entfernbare Kanüle
- sichere Möglichkeit der sterilen Applikation

3. Zugang

a) Beinvenen: Infolge der hohen Komplikationsraten mit Thrombose/Embolie, lokaler Infekt/Sepsis ist u. E. dieser Zugang beim Erwachsenen zu verbieten.
Ausnahme: Alle anderen Zugänge sind durch lokale Hautveränderungen (Bp. Verbrennungen) versperrt.
b) Armvenen: Die Punktion der Vena basilica ist einfach; das Vorschieben des Katheters gestaltet sich relativ oft schwierig. Die Abwesenheit von punktionsbedingten Komplikationen macht diesen Zugang für den Anfänger empfehlenswert.

Spätkomplikationen wie Thrombose und Infekt sind häufig; ihre Rate kann durch eine sorgfältige Beobachtung und Pflege der Kathetereintrittsstelle während der gesamten Liegedauer verringert werden.

c) Subclavia: Die Technik nach Aubaniac ist dem Verfahren nach Yoffa und der Punktion der Anonyma eindeutig überlegen. Die Gefahren dieses Zuganges liegen bei der Punktion, indem dabei Arterie, Plexus, vor allem aber die Pleura verletzt werden können. Die Punktion darf nur durch einen Geübten oder im Beisein eines Geübten durchgeführt werden. Bei pulmonal oder kardial vorgeschädigten Patienten empfehlen wir, von der Subclavia-Punktion Abstand zu nehmen.

d) Jugularis externa: Punktion und Einbringen des Katheters gestalten sich sehr oft schwierig, die Komplikationen dagegen sind harmlos und selten. Der Zugang über die Jugularis externa soll deshalb nur berücksichtigt werden, wenn das Gefäß deutlich darstellbar ist, einen geradlinigen Verlauf nimmt, und wenn genügend Zeit zur Verfügung steht. Die Jugularis externa ist im heutigen Zeitpunkt als „Reserve-Zugang" zu verstehen.

e) Jugularis interna: Der Schwierigkeitsgrad der Interna-Punktion entspricht demjenigen beim Angehen der Subclavia. Die Forderung nach einem Geübten dehnt sich deshalb auf diesen Zugang aus. Die Sicherheit einer exakten Plazierung der Katheterspitze nach der erfolgreichen Punktion — insbesondere beim rechtsseitigen Zugang — und die extrem niedrige Komplikationsrate lassen die Interna-Punktion unter klinischen Bedingungen zum Zugang der Wahl erklären.

Allgemein:
- Die Zugänge zur Vena cava über die Venae subclavia und jugularis interna sind dem Geübten vorbehalten.
- Der Ungeübte soll sich an die Basilica oder Jugularis externa halten.
- Vorgeschädigtes Gewebe (vorangegangene Punktionsversuche, Reizung, Thrombose, Infekt, Verbrennung) ist beim Zugang zur Vena cava zu vermeiden.

4. Technisches Vorgehen

a) Punktion nicht Venenfreilegung

b) Periphere Verweilkatheter für maximal 48 Stunden

c) Entfetten und sorgfältige Desinfektion der Haut in einem weiten Umkreis der Punktionsstelle

d) Lokalanaesthesie empfiehlt sich am wachen Patienten bei Punktion von Subclavia und Jugularis interna

e) Bei diesen Zugängen sollte eine sterile Abdeckung erfolgen

f) Atraumatische Punktion
- Kathetermodell mit scharf geschliffener Nadel
- Vermeidung wiederholter Punktionsversuche an gleicher Stelle

g) Die Anwendung von sterilen Handschuhen sowie das Tragen von Mütze und Maske wird bei Vorhandensein von genügend Zeit empfohlen, bei notwendigen erweiterten Manipulationen beim Einlegen gefordert

h) Sorgfältiges Vorschieben des Katheters ohne Kraftanwendung

i) Schwierigkeiten beim Vorschieben des Katheterschlauches können meistens durch Injektion einer physiologischen Lösung oder das vorzeitige Laufenlassen der Infusion in Verbindung mit Veränderungen der Körperlage oder Zug und Rotation am Arm behoben werden. In solchen Situationen sollte eine sterile Abdeckung Anwendung finden und der Operateur sterile Handschuhe tragen

k) Radiologische Kontrolle der Katheterspitze
- Bildwandler unter dem Vorschieben des Katheters
- Thoraxübersichtsaufnahme

- Bei Unsicherheit Injektion von Kontrastmittel

l) Richtige Katheterlage heißt Cava superior, nicht rechter Vorhof oder Ventrikel (Perforation, Druckschädigung). Falsche Katheterlage bedarf der sofortigen Korrektur und neuen Überprüfung

m) Kein Zurückziehen eines Katheters durch die liegende Nadel (Katheterembolie)

n) Sorgfältige Befestigung des Katheterschlauches (evtl. Annähen).

5. Katheterpflege

a) Eintrittsstelle täglich überprüfen:
- Aufbringen von Desinfektions- oder Polybactrin-Spray
- Steriles Abdecken oder offene Behandlung
- Keine Verbandsprays (Retention)

b) Katheter täglich, nach jeder Transfusion oder Blutentnahme mit physiologischer Lösung spülen

c) Wechsel des Infusionsbesteckes nach jeder Infusion, mindestens aber täglich

d) „Steriles" Arbeiten an der Verbindung Cava-Katheter/Infusionsbesteck und an der Infusion

e) Sicherung der Verbindung zum Cava-Katheter (Luftembolie)

6. Entfernung des Cava-Katheters

a) Sobald keine dringende Notwendigkeit mehr besteht

b) Bei Reizung oder Entzündung der Kathetereintrittsstelle

c) Bei Reizung oder Entzündung der kathetertragenden Vene

d) Bei Schmerzen

e) Bei Auftreten von Fieber unklarer Genese (Abstrich der entfernten Katheterspitze, Blutkultur)

f) Bei Thrombosezeichen (Schwellung)

7. Allgemein

a) Keine prophylaktische, allgemeine Verabreichung von Antibiotica wegen eines Cava-Katheters

b) Keine allgemeine Antikoagulation wegen eines Cava-Katheters

8. Spezielle Richtlinien

a) Cava-Katheter am Notfallort
- Bei bedrohlichen Notfällen sollte die Punktion peripherer Venen mit Verweilnadeln versucht werden, wenn dies aufgrund der Venenfüllung erfolgversprechend zu sein scheint, da entscheidende Komplikationen nicht zu befürchten sind.
- Die Punktion zentraler Venen zur Katheterisierung der Vena cava unter Notfallbedingungen sollte nur der Arzt durchführen, der diese Verfahren unter den Ruhebedingungen der Klinik erlernt hat.
- Unter der Notfallsituation empfehlen wir für den Erfahrenen an erster Stelle die Punktion der Vena subclavia, an zweiter diejenige der Vena jugularis interna.
- Wenn ein etwas höherer Zeitaufwand vertreten werden darf, kann auch in der Notfallsituation die Punktion der Vena jugularis interna wegen der geringeren Komplikationsrate angestrebt werden.
- Bei schweren Kollapszuständen sollte der in der Punktion zentraler Venen weniger Erfahrene bei entsprechender Füllung eine Punktion und notfalls kurzstreckige Kanülierung der Vena jugularis externa versuchen.
- Bei Traumatisierung im Throakalbereich sollte — paradoxerweise — die Seite für eine zentrale Punktion gewählt werden, auf der ein Hämato- oder Pneumothorax vermutet wird. Durch dieses Vorgehen wird eine zusätzliche Beeinträchtigung des respiratorischen Systems durch Punktionskomplikationen vermieden.

b) Cava-Katheter beim Kind
- Die Vena femoralis und die Nabelvene sind als Ausgangspunkt für einen Cava-Katheter nicht geeignet.
- Die Punktion der Vena basilica und der Vena jugularis externa bieten zwar gewisse Probleme, sollten aber primär überall dort zur Anwendung kommen, wo keine Erfahrungen mit anderen Punktionstechniken vorliegen.
- Der Zugang zur Cava über die Vena jugularis interna und über die Vena subclavia sollten nur vorgenommen werden, wenn entsprechende Erfahrung besteht. Eine gewisse Ausnahme bilden akute Notfallsituationen, wo oft nur der Zugang über die Vena subclavia Erfolg verspricht.

NB: Beim Kind generalisiert sich eine lokale Infektion wesentlich schneller als beim Erwachsenen — sorgfältige Pflege!

c) Venenfreilegung
Indikation: wenn keine Möglichkeit der Punktion (mehr) besteht.
Durchführung:
- Strengste chirurgische Asepsis
- Kein Abbinden der kathetertragenden Vene
- Katheter durch gesonderten Hautschnitt herausführen
- Pflege wie beim Cava-Katheter nach Punktion.

X. Literatur

1. ADAR, R., MOZES, M.: Fatal complications of central venous catheters. Brit. med. J. III, 746 (1971).
2. AHNEFELD, F. W., BURRI, C., DICK, W., HALMÁGYI, M.: Infusionstherapie II, Parenterale Ernährung. Klin. Anaesth. u. Intensivtherapie, Bd. 7. Berlin-Heidelberg-New York: Springer 1975.
3. AHNEFELD, F. W., GORGASS, B., DICK, W.: Organisatorische und medizinische Probleme bei der vorklinischen Versorgung von Polytraumatisierten. Notfallmedizin 2, 166 (1976).
4. ALLGÖWER, M.: Mesures diagnostiques dans l'appréciation des traumatisés graves. Méd. Hyg. 23, 503 (1965).
5. ALLGÖWER, M., GRUBER, U. F.: Schockpathogenese und ihre Differentialdiagnose. Chirurg 38, 97 (1967).
6. AL-ABRAK, M., SAMUEL, J. R.: An unusual case of breaking of a central venous catheter. Anaesthesia 29, 585 (1974).
7. ALTMANN, R. P., RANDOLPH, J. G.: Application and hazards of total parenteral nutrition in infants. Ann. Surg. 174, 85 (1971).
8. APFELBERG, D. B., BERNIE, J., JOHNSON, W. D., WATSON, R., LEPLEY, D.: Polyethylene catheter embolization to the heart. Wis. med. J. 67, 108 (1969).
9. APOIL, A., PINTOUX, D.: Accidents des cathéters intraveineux. Ann. Chir. 25, 507 (1971).
10. ARNOLD, S., FEATHERS, R. S., GIBBS, E.: Bilateral pneumothoraxes and subcutaneous emphysema, a complication of internal jugular venepuncture. Brit. med. J. I, 211 (1973).
11. ASHBOUGH, D., THOMSON, J. W.: Subclavianvein infusion. Lancet II, 1138 (1963).
12. ASHCRAFT, K. W., LEAPE, L. L.: Candida sepsis complicating parenteral feeding. J. Amer. med. Ass. 212, 454 (1972).
13. ASHRAF, M. M.: Venous perforation due to polyethylene catheter. Ann. Surg. 157, 375 (1963).
14. ATIK, M.: Application and proper interpretation of central venous pressure monitoring in the management of shock. Ann. Surg. 33, 118 (1967).
15. AUBANIAC, R.: Une nouvelle voie d'injection ou de ponction veineuse. Sem. Hôp. Paris 28, 3445 (1952).
16. AUBANIAC, R.: L'injection intraveineuse sous-claviculaire. Presse med. 60, 1456 (1952).
17. AUBANIAC, R.: L'angio-cardiographie par voie sous-claviculaire. Presse med. 62, 1308 (1954).
18. AUBANIAC, R.: La voie sous-claviculaire. Rev. Prat. 2, 65 (1959).
19. AULENBACHER, C. E.: Hydrothorax from subclavian vein-catheterization. J. Amer. med. Ass. 214, 372 (1970).
20. AYERS, W. B.: Fatal intracardiac embolization from indwelling intravenous polyethylene catheter. Arch. Surg. 75, 259 (1957).
21. BACH, H. G., SLOWINSKI, St., RUMMEL, H., KUHN, W.: Punktion und Katherismus der Vena subclavia. Anaesthesist 16, 223 (1967).
22. BADEN, H.: Perkutan kateterisation of v. subclavia. Nord. Med. 71, 590 (1964).
23. BADEN, H.: Percutaneous subclavian-vein catheterization complicated by infusion into the pleural cavity. Nord. Med. 72, 1416 (1964).
24. BÄR, F.: Die gesundheitliche Beurteilung der Kunststoffe und anderer hochmolekularer Stoffe im Rahmen des Lebensmittelgesetzes. Bundesgesundheitsblatt 5, 9. März 1962.
25. BÄSSLER, R., REICHELT, A.: Die Feinstruktur der Oberfläche von Kunststoffkathetern. Anaesthesiologie und Wiederbelebung, Bd. 13. Infusionstherapie. Berlin-Heidelberg-New York: Springer 1966.
26. BAHN, C. H., KENNEDY, M. T.: Catheterization of the superior vena cava. Surgery 73, 115 (1973).
27. BANKS, D. C., CAWDREY, H. M., HARRIES, M. G., KIDNER, P. H., YALES, D. B.: Infection from intravenous catheters. Lancet I, 1644 (1970).
28. BANKS, T., YEOH, H. H.: Removal of embolized catheter. Postgrad. Med. 51, 116 (1972).
29. BANSMER, G., KEITH, D., TESLUK, H.: Complications following use of indwelling catheters of inferior vena cava. J. Amer. med. Ass. 167, 1606 (1958).
30. BARMAN, P. C., SYRACUSE, N. Y.: A simple method for removal of polyethylene catheters from the pulmonary artery. J. thorac. cardiovasc. Surg. 65, 792 (1973).

31. BARTH, L., RICHTER, J.: Untersuchungen zum Mechanismus der Luftembolie im Bereich der Halsvenen der Menschen. Anaesthesist **20**, 430 (1971).

32. BARRY, W. F., McINTOSH, J. R., WHALEN, R. E.: A radiographic demonstration of a polyethylene catheter lying free in the superior vena cava. New Engl. J. Med. **267**, 1194 (1962).

33. BASHOUR, T. T., BANKS, T., CHENG, T. O.: Retrieval of lost catheters by a myocardial biopsy catheter device. Chest **66**, 395 (1974).

34. BAUER, H.: Über die Komplikationen des Vena-subclavia-Katheters und deren Verhütung. Infusionstherapie **2**, 134 (1975).

35. BAUER, H.: Gefahren des Vena-subclavia-Katheters. Dtsch. med. Wschr. **101**, 672 (1976).

36. BAUER, U., HASSE, W.: Die Anwendung des Umbilicalvenen- und Vena-cava-Katheters in der Intensivpflege. Z. Kinderchir. **13**, 2 (1973).

37. BAUMANN, W., GREINACHER, J.: Der Cava-Katheter in der pädiatrischen Intensivpflege. Anaesth. Prax. **10**, 109 (1975).

38. BEAULIEU, M., GRAVEL, J. A.: Cardiotomie pour ablation d'un cathéter intraveineux. Laval med. **31**, 458 (1961).

39. BECHER, D. P., NULSEN, F. E.: Control of hydrocephalus by valveregulated venous shunt: avoidance of complications in prolonged shunt maintenance. J. Neurosurg. **28**, 215 (1968).

40. BENEDICT, J. S.: Provocative words about „guild ridden physicians". Chest **58**, 554 (1970).

41. BENNETT, R. J.: Use of intravenous plastic catheters. Brit. med. J. **II**, 1236 (1963).

42. BENTLEY, D. W., LEPPER, M. H.: Septicaemia related to indwelling venous catheter. J. Amer. med. Ass. **206**, 1749 (1968).

43. BERGER, A., DINSTL, K.: Die chirurgischen Probleme in der Intensivpflegestation. Wien. klin. Wschr. **77**, 962 (1965).

44. BERGMANN, J. A., AARON, R. K.: Subclavian catheters in cardiac arrest. J. Amer. med. Ass. **217**, 210 (1971).

45. BERNHARD, R. W., STAHL, W. M.: Subclavian vein-catheterization: A prospective study. Non-infection complications. Ann. Surg. **173**, 184 (1971).

46. BERNHARD, R. W., STAHL, W. M., CHASE, R. M.: Subclavian vein-catheterization: A prospective study. Infections complications. Ann. Surg. **173**, 191 (1971).

47. BERNHARDT, L. C., WEGNER, G. P., MENDENTIALL, J. T.: Intravenous catheter embolization to the pulmonary artery. Chest **57**, 329 (1970).

48. BERTHO, E., RATTE, J., GAGNON, J. C.: Etude clinique et expérimentale des cathéters intraveineux embolisés. Un. med. Can. **99**, 58 (1970).

49. BETT, J. H., ANDERSON, S. T.: Plastic catheter embolism to the right heart. A technique of nonsurgical removal. Med. J. Aust. **2**, 854 (1971).

50. BLAIR, E., HUNZIKER, R., FLANAGAN, M. E.: Catheter embolism. Surgery **67**, 457 (1970).

51. BLEWEFF, J. M., KYGER, E. R., PATTERSON, L. T.: Subclavian vein-catheter replacement without venepuncture. Arch. Surg. **108**, 241 (1974).

52. BLITT, C. D., WRIGHT, W. A.: An unusual complication of percutaneous internal jugular vein cannulation, puncture of an endotracheal tube cuff. Anaesthesia **40**, 306 (1974).

53. BLOCK, P. C.: Transvenous retrieval of foreign bodies in the cardiac circulation. J. Amer. med. Ass. **224**, 241 (1973).

54. BLOOMFIELD, D. A.: Techniques of non-surgical retrieval of iatrogenic foreign bodies from the heart. Amer. J. Cardiol. **27**, 538 (1971).

55. BLOOS, J., FLÖRKEMEIER, V., SCHMÜCKER, K.: Venenkatheterembolie. Med. Welt **23**, 261 (1972).

56. DE BOARD, R. A., ELWOOD, P., HART, R.: Removal of pudenz catheter from the heart. J. Thorac. Cardiovasc. Surg. **56**, 236 (1968).

57. BOECKMANN, C. K., KRILL, C. E.: Infections complicating parenteral alimentation in infants and children. J. Pediatr. Surg. **5**, 117 (1970).

58. BOLASNY, B. L., MARTIN, Ch. E., CONKLE, D. M.: Careful technique with plastic intravenous catheters. Surg. Gynec. Obstet. **132**, 1030 (1971).

59. BONNER, C. D.: Experience with plastic tubing in prolonged intravenous therapy. New Engl. J. Med. **245**, 97 (1951).

60. BORGESKOV, S., LAURIDSEN, P., RUGG, I. H.: Iatrogene fremmedlegemer i cor og de store kar. Nord. Med. **76**, 828 (1966).

61. BORJA, A. R., HINSHAW, J. R.: A safe way to perform infraclavicular subclavian vein catheterization. Surg. Gynec. Obstet. **130**, 673 (1970).

62. BORJA, A. R., BERJA, E. R., RAMIREZ, H.: Deaths from subclavian vein-catheterization. Chest **60**, 517 (1971).

63. BORK, F.: Linksseitiger Infusionshydrothorax infolge eines Dauerkatheterismus der oberen Hohlvene. Dtsch. Gesundh.-Wes. **27**, 937 (1972).

64. BOROW, M.: The use of central venous pressure as an accurate guide for body fluid replacement. Surg. Gynec. Obstet. **3**, 545 (1965).

65. BORST, H. G.: Neuzeitliche Schocktherapie. Chirurg **38**, 104 (1967).

66. BORUCHOW, J. B., VAUGH, H.: Central venous pressure monitoring. Rev. Surg. **24**, 163 (1967).

67. DE BOSCOLI, G.: Veias subclavias e troncos venoas Dracquiocephalicos, novasvias de aceso para as transfusoes endovenosas. Pediatria Rio de J. **21**, 113 (1956).

68. BRADLEY, M. N.: A technique for prolonged intraarterial catheterization. Surg. Gynec. Obstet. **119**, 117 (1964).

69. BRANDT, R. K., FOLEY, W. J., FINK, G. H., REGAN, W. J.: Mechanism of perforation of the heart with production of hydropericardium by a venous catheter and its prevention. Amer. J. Surg. **119**, 311 (1970).

70. BRENNAN, M. F., SUGARBAKER, P. H., MOORE, F. P.: Venobronchial fistula a rare complication of central venous catheterization for parenteral nutrition. Arch. Surg. **106**, 871 (1973).

71. BRINKMANN, A. J., COSTLEY, D. O.: Internal jugular venepuncture. J. Amer. med. Ass. **223**, 182 (1973).

72. BRISCOE, C. E., BUSCHMANN, J. A., McDONALD, W. J.: Extensive neurological damage after cannulation of internal jug. vein. Brit. med. J. **I**, 314 (1974).

73. BRISMAN, R., PARKS, L. C., BENSON, D. W.: Pitfalls in the clinical use of central venous pressure. Arch. Surg. **95**, 902 (1967).

74. BROCKNER, J.: Intravenous fluid therapy through a catheter inserted percutaneously in surgical patients. Acta chir. scand. **128**, 362 (1964).

75. BROVIAC, J. W., COLE, B. S., SCHRIBNER, B. H.: A silicone rubber atrial catheter for prolonged parenteral alimentation. Surg. Gynec. Obstet. **136**, 602 (1973).

76. BROWN, C. A., KENT, A.: Perforation of right ventricle by polyethylene catheter. Sth. med. J. **49**, 466 (1956).

77. BRÜCKE, P., KUCHER, K., STEINBEREITHNER, K., WAGNER, O.: Technik und Ergebnisse des percutanen V. cava-inferior-Katheters bei 100 Patienten einer Intensivpflegestation. Z. Prakt. Anaesthesie **1**, 319 (1966).

78. BUCHMAN, R. J.: Subclavian venepuncture. Milit. Med. **134**, 451 (1969).

79. BUCHSMANN, H. J., WHITE, A. J.: The use of subclavian central catheters in gynaecology and obstetrics. Surg. Gynec. Obstet. **136**, 561 (1973).

80. BURRI, C., MÜLLER, W.: Venendruckmessung im Tierversuch und beim chirurgischen Patienten. Anaesthesist **15**, 132 (1966).

81. BURRI, C., ALLGÖWER, M.: Methodik der Venendruckmessung. Schweiz. med. Wschr. **96**, 624 (1966).

82. BURRI, C., KUNER, E.: Bestimmung des zentralen Venendruckes in der Chirurgie. Med. Neuheiten **72**, 81 (1966).

83. BURRI, C., ALLGÖWER, M.: Klinische Erfahrungen mit der Messung des ZVD. Schweiz. med. Wschr. **97**, 1414 (1967).

84. BURRI, C.: Kriterien zur Beurteilung hypovolämischer Zustände. Schweiz. Z. Militärmed. **44**, 3 (1967).

85. BURRI, C.: Der Vena cava-Katheter. Med. Neuheiten **74**, 1 (1968).

86. BURRI, C.: Der zentrale Venendruck. St. Gallen: Hausmann (1970).

87. BURRI, C.: Die einfachen Kreislaufgrößen beim chirurgischen Patienten. Berlin-Heidelberg-New York: Springer 1971.

88. BURRI, C.: GASSER, D.: Der Vena-cava-Katheter. Berlin-Heidelberg-New York: Springer 1971.

89. BURRI, C., FORBERG, C.: Ein neues Kathetermodell zur parenteralen Ernährung. Infusionstherapie **2**, 63 (1973).

90. BURRI, C.: Der Katheterismus der Vena cava. Wissenschaftliche Schriftreihe, Heft 8. St. Gallen: Hausmann (1975).

91. BURRI, C., Krischak, G.: Fehler und Gefahren in der Anwendungstechnik der parenteralen Ernährung. Klin. Anaesth. u. Intensivtherapie, Bd. 7. Berlin-Heidelberg-New York: Springer 1975.

92. BURRI, C., KRISCHAK, G.: Technik und Gefahren des Cava-Katheters. Infusionstherapie **3**, 174 (1976).

93. BUSSE, J., SCHRAMM, G.: Intrathorakale Cavakatheterperforation. Prakt. Anaesth. **9**, 48 (1974).

94. CARLE, J.: Le problème des perfusions de longue durée. Concours. med. **89**, 6119 (1967).

95. CARNEY, Th. J.: Radiographic localization of central venous pressure catheter embolism. Report of a case. J. Amer. Osteopath. Assoc. **71**, 351 (1971).

96. CHALMERS, J. A., FAWNS, H. T.: Prolonged anuria treated by infusion into the vena cava. Lancet **I**, 79 (1955).

97. CHAMBERS, J. W., SMITH, G.: The use of caval catheterization in cases· of severe oliguria and anuria. Brit. J. Surg. **45**, 160 (1957).

98. CHASE, St. P.: Hydrothorax complicating subclavian vein infusion therapy. Ohio St. med. J. **70**, 106 (1974).

99. CHENEY, F. W., LINCOLN, J. R.: Phlebitis from plastic intravenous catheters. Anaesthesiology **25**, 650 (1964).

100. CHODKIEWICZ, J. P., CREISSARD, P., DEHOUVE, P.: Migration intracardiaque d'un cathéter de perfusion intraveineuse découverte à l'autopsie d'un traumatisme cranien. Méd. Lég. dom. corp. **2**, 191 (1969).

101. CHRISTENSEN, K. H., NERSTROM, B., BADEN, H.: Complications of percutaneous catheterization of the subclavian vein in 129 cases. Acta chir. scand. **133**, 615 (1967).

102. CLAUSS, D.: Unsere Erfahrungen mit dem Subclavia-Katheter in der Langzeitinfusionstherapie. Zbl. Chir. **5**, 159 (1969).

103. COBLENTZ, D. R.: Radiographic detection of plastic catheter embolus. Calif. Med. **105**, 357 (1966).

104. COHN, J. N., LURIA, M. H.: Studies in clinical shock and hypotension. The value of bedside hemodynamic observation. J. Amer. med. Ass. **190**, 891 (1964).

105. Collin, J., Collin, Ch., Constable, F. L., Johnston, J. D. A.: Infusion thrombophlebitis and infection with various cannulas. Lancet **II**, 150 (1976).
106. Collins, R. U., Braun, P. A., Zinner, St. H., Kass, E. H.: Risk of local and systemic infection with polyethylene intravenous catheters. New Engl. J. Med. **279**, 340 (1968).
107. Collins, R. U., Braun, P. A., Zinner, St. H., Kass, E. H.: Risk of local and systemic infection with polyethylene intravenous catheters. J. Amer. med. Ass. **185**, 146 (1971).
108. McConnal, R., Fox, R. T.: Experience with percutaneous internal jugular-innominate vein catheterization. Canad. med. Ass. J. **117**, 1 (1972).
109. Copeland, E. M., MacFadyen, B. V., Dudrick, S. J.: Prevention of microbial catheter contamination in patients receiving parenteral hyperalimentation. Sth. med. J. **67**, 303 (1974).
110. Corwin, J. H., Moseley, Th.: Subclavian venepuncture and central venous pressure. Amer. Surg. **32**, 413 (1966).
111. Craig, B.: Air embolus via CVP catheter without positive pressure. Ann. Surg. **179**, 479 (1974).
112. Craig, R. G., Jones, R. A., Sproul, G. J., Kinyon, G. E.: The alternate methods of central venous system catheterization. Amer. Surg. **34**, 131 (1968).
113. Cremer, W.: Herzperforation mit akuter Herztamponade bei Infusionskatheterisierung der Vena subclavia. Anaesth. Prax. **8**, 97 (1973).
114. Daily, P. O., Griepp, R. B., Shumway, N. E.: Percutaneous internal jugular vein cannulation. Arch. Surg. **101**, 534 (1969).
115. Dangel, P.: Die Technik der Infusionsbehandlung und der parenteralen Ernährung bei Neugeborenen und Säuglingen. Infusionstherapie **2**, 34 (1975).
116. Darvan, A.: The anatomy of intraclavicular subclavian vein-catheterization and its complications. Surg. Gynec. Obstet. **136**, 71 (1973).
117. Darrell, J. H., Garrod, L. P.: Secondary septicaemia from intravenous cannulae. Brit. med. J. **II**, 481 (1969).
118. Davidson, J. T., Ben Hur, N., Nathen, H.: Subclavian venepuncture. Lancet 1963 II, 1139.
119. Defalque, R. J.: Subclavian venepuncture: A review. Anaesth. Analg. Curr. Res. **47**, 677 (1968).
120. Defalque, R. J.: The subclavian route. A critical review of the world literature up to 1970. Anaesthesist **21**, 325 (1972).
121. Defalque, R. J., Wittig, B.: Punktion und Katheterisierung der Vena jugularis interna. Anaesthesist **23**, 41 (1974).
122. Defalque, R. J.: Fatal complications of subclavian catheter. Canad. Anaesth. Soc. J. **18**, 681 (1974).
123. Delany, D. J., Starer, F.: Recovery of catheters lost in vascular system. Brit. med. J. **I**, 510 (1972).
124. Deubzner, W., Kia-Noury, M.: Praktische Bedeutung der Vena anonyma für Injektionen und Punktionen. Münch. med. Wschr. **107**, 1054 (1965).
125. Dhurandhar, R. W., Quiroz, A. C., De Pasquale, N. P., Burch, G. E.: The lack of influence of end and side orifices in cardiac catheters on venous pressure recording. Amer. Heart J. **74**, 733 (1967).
126. Dickerson, M. E.: Hospital liable for loss of catheter. Curr. Res. Anaesth. **47**, 222 (1968).
127. Dietz, H., Weyer, K. H.: Venographische Untersuchungen bei Patienten mit Vena-Cava-Katheter. Anaesthesiologie und Wiederbelebung, Bd. 13: Infusionstherapie. Berlin-Heidelberg-New York: Springer 1966.
128. Dillon, J. D., Schaffner, W., Van Way, Ch. W., Meng, H. C.: Septicaemia and total parenteral nutrition. J. Amer. med. Ass. **223**, 1341 (1973).
129. Dimakakos, P. B., Radakowic, D., Balle, A.: Zur Frage der Subclaviapunktion und ihrer Komplikationen. Schweiz. med. Wschr. **102**, 14 (1972).
130. Doering, R. B., Stemmer, E. A., Conolly, J. E.: Complications of indwelling venous catheters. Amer. J. Surg. **114**, 259 (1967).
131. McDonough, J. J., William, A., Altemeier, M. D.: Subclavian venous thrombosis secondary to indwelling catheters. Surg. Gynec. Obstet. **133**, 397 (1971).
132. Doolas, A.: Planning alimentation of surgical patients. Surg. Clin. Amer. **50**, 103 (1970).
133. Dotter, Ch. T., Rösch, J., Bilbao, M. K.: Transluminal extraction of catheter and guide fragments from the heart and great vessels: 29 collected cases. Amer. J. Roentgenol. **111**, 467 (1971).
134. Druskin, M. S., Siegel, P. D.: Bacterial contamination of indwelling intravenous polyethylene catheters. J. Amer. med. Ass. **185**, 966 (1963).
135. Dudrick, St. J., Wilmore, D. W., Vars, H. M., Rhoads, J. E.: Long-term total parenteral nutrition with growth, development and positive nitrogen balance. Surgery **64**, 134 (1968).
136. Duffy, B. J.: The clinical use of polyethylene tubing for intravenous therapy. Ann. Surg. **130**, 929 (1949).
137. Duma, R. J., Warner, J. F., Dalton, H. P.: Septicaemia from intravenous infusions. New Engl. J. Med. **5**, 257 (1971).
138. Eastridge, C. E., Clemmons, E. E., Hughes, F. A., Prather, J. R.: Use of CVP in the management of circulatory failure. Amer. J. Surg. **32**, 121 (196ö).
139. Eastridge, C. E., Hughes, F. A.: Central ve-

nous pressure monitoring. A useful aid in the management of shock. Amer. J. Surg. **114**, 648 (1967).

140. ECKERT, R. W., GRÜNHAGEN, H., SEIFERT, W.: Symptome bakterieller Besiedlung von venösen Kathetern. Zbl. Chir. **100**, 163 (1975).

141. EDELSTEIN, J.: Atraumatic removal of a polyethylene catheter from the superior vena cava. Chest **57**, 381 (1970).

142. EEROLA, D., EEROLA, M., SCHARLIN, M., KANKINEN, L., KAUKINEN, S.: Der Vena subclavia-Katheter. Erfahrungen bei der Einführung der Methode. Anaesthesist **19**, 437 (1970).

143. EDWARDS, W. H.: A hazard of embolus associated with indwelling intravenous catheters. Surgery **53**, 818 (1963).

144. EDWARDS, W. H.: Intracath-embolus. A rare complication of indwelling catheters used for intravenous therapy. Sth. med. J. **56**, 1354 (1963).

145. EGGERT, A.: Erfahrungen mit dem Katheterismus der oberen Hohlvene über eine perkutane infraclaviculäre Punktion der V. anonyma oder der V. subclavia. Bruns' Beitr. klin. Chir. **220**, 515 (1973).

146. EISTERER, H., MARSONER, F.: Eine seltene Komplikation bei Infusion in die Vena subclavia. Anaesthesist **12**, 395 (1966).

147. EISTERER, H., KUTSCHA-LISSBERG, E.: Der „direkte" Cava-superior-Katheter. Wien. med. Wschr. **118**, 213 (1968).

148. EMMRICH, P.: Die Anwendung des Cava-Katheters in der pädiatrischen Intensivpflege. Mschr. Kinderheilk. **119**, 218 (1971).

149. ENGLISH, I. C. W., FREW, R. M., PIGOTT, J. F., ZAKI, M.: Percutaneous catheterization of the internal jugular vein. Anaesthesia **24**, 521 (1969).

150. ERIKSEN, S.: Percutaneous infraclavicular subclavian puncture. Nord. Med. **86**, 1302 (1971).

151. FASSOLT, A., BRAUN, U., SCHNAUB, S.: Klinische Erfahrungen mit dem infraclaviculären Venenkatheterismus. Schweiz. med. Wschr. **98**, 461 (1968).

152. FASSOLT, A., BRAUN, U., GRABER, M.: Gefahren des Katheters der oberen Hohlvene mit besonderer Berücksichtigung des infraclaviculären Zuganges. Helv. chir. Acta **37**, 18 (1970).

153. FASSOLT, A., SCHAEFLER, O., BRAUN, U.: Medikamentöse Maßnahmen gegen Begleitthrombosen bei Cavakathetern. Anaesthesist **22**, 324 (1973).

154. FASSOLT, A.: Neuere Aspekte der Sicherheit beim Vena-Cava-Katheter unter Berücksichtigung der Erfahrungen mit der Vena-Subclavia-Route. Schweiz. Ass. Zeitung **3**, 4 (1976).

155. FEILER, E. M., DE ALVA, W. E.: Infraclavicular percutaneous subclavian vein puncture. Amer. J. Surg. **118**, 906 (1969)

156. FELSCH, G., RICHTER, G.: Subclaviakatheterismus. Z. Ges. Inn. Med. Tagungsber. **9**, 153 (1974).

157. FENN, J. E., STANSEL, H. C.: Certain hazards of the central venous catheter. Angiology **20**, 38 (1969).

158. FERRER, J. M.: Fatal air embolism via subclavian vein. New Engl. J. Med. **282**, 688 (1970).

159. FFARACS, J. H.: Central venous thrombosis following central venous catheterization and parenteral nutrition. N. Z. med. J. **81**, 420 (1975).

160. FIDGOR, P. P.: Die Technik des Cava-Katheters. Wien. klin. Wschr. **73**, 69 (1961).

161. FILLER, R. M., ERAKLIS, A. J., RUBIN, V. G.: Long-term parenteral nutrition in infants. New Engl. J. Med. **281**, 589 (1969).

162. FINLEY, R. K.: Vena cava infusion. Med. Tms **89**, 373 (1961).

163. FIROR, H. V.: Pulmonary embolization complicating total intravenous alimentation. J. Pediatr. Surg. **7**, 81 (1972).

164. FISCHER, F., DIETZ, H., HALMÁGYI, M.: Klinische Erfahrungen mit dem Vena-Cava-Katheter. Anaesthesiologie und Wiederbelebung, Bd. 13: Infusionstherapie. Berlin-Heidelberg-New York: Springer 1966.

165. FISHER, R. G., ROMERO, J. R.: Extraction of an embolized venous catheter using percutaneous technique. Radiology **116**, 735 (1975).

166. FITTS, Ch. T., BARNETT, L. Th., WEBB, C. M., SEXTON, J., YARBROUGH, D. R.: Perforating wounds of the heart caused by central venous catheters. J. Trauma **10**, 764 (1970).

167. FLANAGAN, J. P., GRADISAR, J. A.: Air embolism. Complication of subclavian venepuncture. New Engl. J. Med. **281**, 488 (1969).

168. FLANAGAN, J. P., GRADISAR, J. A., GROSS, R. I., KELLY, Th. R.: Air embolus — a lethal complication of subclavian venepuncture. New Engl. J. Med. **281**, 489 (1969).

169. FORSSMANN, W.: Die Sondierung des rechten Herzens. Klin. Wschr. **8**, 2085 (1929).

170. FONTANELLE, L. J., DOOLEY, B. N., CUELLO, L.: Subclavian venepuncture and its complications. Ann. Thorac. Surg. **11**, 331 (1971).

171. FRANKE, H., OPDERBECKE, H. W.: Die Bedeutung einer Wachstation in der Überwachung und Behandlung Frischoperierter. Chirurg **30**, 487 (1959).

172. FREEMAN, R., KING, B.: Infective complications of indwelling intravenous catheters and the monitoring of infections by the nitroblue-tetrazolium-Test. Lancet **I**, 992 (1972).

173. FREEMAN, J. B., DAVIS, P. L., MACLEAN, L. D.: Candida endophthalmitis associated with intravenous hyperalimentation. Arch. Surg. **108**, 237 (1974).

174. FRIEDLÄNDER, K.: Erfahrungen mit dem Subclavia-Katheter in einem mittleren Krankenhaus. Dtsch. med. Wschr. **97**, 1602 (1972).

175. FRIEDMANN, E. F., GRABLE, E., FINE, J.: Central venous pressure and direct serial measurements as guides in blood volume replacement. Lancet 1966 II 609.
176. FRIEDMANN, B. A., JURGULEIT, H. C.: Perforation of atrium by polyethylene CV-Catheter. J. Amer. med. Ass. **203**, 1141 (1968).
177. FUNKE, I., GROVE, J. H., LINDENFELD, F. H.: Plastic catheter fragment as an embolus radiographic localization. Med. Radiogr. Photogr. **37**, 56 (1961).
178. FUCHS, P. C.: Indwelling intravenous polyethylene catheters. J. Amer. med. Ass. **216**, 1447 (1971).
179. FUCHSIG, P.: Intensivbehandlungs-Station. Münch. med. Wschr. **108**, 2473 (1966).
180. GALBERT, M. W., KAY, J. E.: Perforation of the right innominate vein by central venous polyethylene catheter. Brit. J. Anaesth. **43**, 713 (1971).
181. GALLITANO, A. L., KONDI, E. S., DECKERS, P. J.: A safe approach to the subclavian vein. Surg. Gynec. Obstet. **135**, 96 (1972).
182. GARCIA, J. M., MISPIRETA, L. A., PINHO, R. V.: Percutaneous supraclavicular superior vena caval cannulation. Surg. Gynec. Obstet. **134**, 841 (1972).
183. GARCIA, J. M., LAJOS, Th. Z., BERMAN, L.: Transjugular removal of catheter embolus. N. Y. St. J. Med. **73 II**, 2787 (1973).
184. GAUER, O. H., HENRY, J. P., SIEKER, H. O.: Changes in central venous pressure after moderate hemorrhage and transfusion in man. Circulat. Res. **1**, 79 (1956).
185. GAUER, O. H., SIEKER, H. O.: The continuous recording of central venous pressure changes from an arm vein. Circulat. Res. **1**, 75 (1956).
186. GAUER, O. H.: Die Wirkungen von Aderlass und Transfusion auf die wichtigsten Kreislaufabschnitte. Ergebnisse der Bluttransfusionsforschung III. Basel und New York: Karger 1957.
187. GENSTER, H. G., SKJOLDBERG, H.: Infusionskatetre in venae cavae. Nord. Med. **82**, 1440 (1969).
188. GERACI, A. R., SELMAN, M. W.: Pulmonary artery catheter emboli — successful non surgical removal. Ann. intern. Med. **78**, 353 (1973).
189. GIESY, J.: External jugular vein access to central venous system. J. Amer. med. Ass. **219**, 1216 (1972).
190. GLOVER, J. C., O'BYRNE, St. A., JOLLY, L.: Infusion catheter sepsis: An increasing threat. Ann. Surg. **173**, 148 (1971).
191. GOLDMANN, D. A., MAKI, D. G.: Infection control in total parenteral nutrition. J. Amer. med. Ass. **223**, 1360 (1973).
192. GORCE, F.: Infusionsgerät als Infektquelle. Presse med. **76**, 1655 (1968).
193. GORCE, F.: Infusionsgerät als Infektquelle. Selecta **11**, 203 (1969).
194. GORGASS, B.: Die Versorgung von Polytraumatisierten am Notfallort und auf dem Transport. 2. Ingolstädter Symposion über Erfahrungen im Rettungswesen. Juli 1975. Stuttgart: Thieme 1976.
195. GOTTSCHALL, V., REISS, H. D.: Gefahren der Dislokation beim Cava-katheter. Anaesth. Prax. **8**, 91 (1973).
196. McGOWAN, G. K., WALTERS, G.: The value of measuring central venous pressure in shock. Brit. J. Surg. **226**, 821 (1963).
197. GOYANES, A. D., LOMANTO, Ch., BOYAN, C. P.: Complications of catheterization for central venous pressure. Anesth. Analg. **48**, 563 (1969).
198. GRAUDIS, J., DÜBEN, W., POPP, G.: Thrombose beim Cava-Katheter. Zbl. Chir. **98**, 274 (1973).
199. GRAUDIS, J., DÜBEN, W., POPP, G.: Thrombose-Prophylaxe beim Cava-Katheter. Zbl. Chir. **98**, 280 (1973).
200. GREEN, H. L., NEMIR, P.: Air embolism as a complication during parenteral alimentation. Amer. J. Surg. **121**, 614 (1971).
201. GRITSCH, H. T., BALLINGER, C. M.: Value of indwelling catheter in intravenous therapy. J. Amer. med. Ass. **171**, 281 (1959).
202. GROFF, D. B.: Complications of intravenous hyperalimentation in newborns and infants. J. Pediatr. Surg. **4**, 460 (1969).
203. GROFF, D. B., AHMED, N.: Subclavian vein catheterization in the infant. J. Pediatr. Surg. **9**, 171 (1974).
204. GSCHNITZER, F., WYKYPIEL, H.: Entfernung eines embolisierten Venenkatheters aus dem rechten Ventrikel in normothermer Kreislaufunterbrechung. Chirurg **41**, 88 (1970).
205. GÜLKE, Ch., KIPKA, E. H., OPDERBECKE, H. W.: Der Cava-Katheter. Ein 10-jähriger Erfahrungsbericht. Münch. med. Wschr. **114**, 1503 (1972).
206. GULDE, R. E., MALINAK, L. R., McMULLEN, F. F., TURELL, D. J., HANSEN, H. H.: Percutaneous subclavian catheterization of the right heart and pulmonary arteries. Amer. Heart J. **70**, 481 (1965).
207. GUYTON, A. C.: Textbook of medical physiology. 4. Aufl. Philadelphia: W. B. Saunders Co. 1971.
208. DE HAAN, R. L.: Toxicity of tissue culfure media exposed to polyvinyl chloride plastic. Nature (new Biol.) **231**, 22 (1971).
209. HACHE, H., LOOSE, H., SCHULZ, B.: Das Anlegen von Vena-cava-superior-Kathetern über die Vena basilica. Zbl. Chir. **23**, 768 (1971).
210. HAGEL, F.: Vena-subclavia-Punktion und intracardiale Injektion als Notfallmaßnahme in der Praxis. Fortschr. Med. **91**. 781 (1973).
211. HAMMERMEISTER, K. E.: KENNEDY, J. W.: Remo-

val of broken cardiac catheters. New Engl. J. Med. **278**, 911 (1968).

212. HASSALL, J. E., ROUNTREE, P. M.: Straphylococcal septicaemia. Lancet **I**, 213 (1958).

213. HAUTH, G. E.: Zehnjährige Erfahrung mit dem Cava-Katheter. Anaesth. Inform. **2**, 65 (1973).

214. HAVILL, J. H., FARACS, F.: Central venous thrombosis following central venous catheterization and parenteral nutrition. N. Z. med. J. **81**, 420 (1975).

215. HEITMANN, D., GRIMM, H., GASSER, D.: Die Punktion der Vena jugularis interna, ein neuer Zugangsweg zur Vena cava superior. Anaesth. Inform. **2**, 67 (1963).

216. HEITMANN, D.: Dosierungs- und Anwendungsrichtlinien für die intravenöse Zufuhr von Nährstoffen im Rahmen der Langzeiternährung bei Nichttraumatisierten. Klin. Anaesth. u. Intensivtherapie, Bd. 7. Berlin-Heidelberg-New York: Springer 1975.

217. HEITMANN, D., REGLER, G.: Die Vena jugularis interna als Zugangsweg für den Cava-Katheter. Klinikarzt **5**, 331 (1976).

218. HELMER, F.: Iatrogene Fremdkörper in Herz und Lungen. Thoraxchirurgie **44**, 664 (1969).

219. HELMER, F., VÉCSEI, V.: Iatrogener Fremdkörper im rechten Herzen infolge Spiralabrisses beim Anlegen eines oberen Hohlvenenkatheters im Rahmen der Intensivpflege. Z. Prakt. Anaesth. **8**, 173 (1973).

220. HEMMER, R.: Complications relating to ventricularvenous shunts: A five year study. Develop. Red. Child. Neurol. **15**, (1968).

221. HEMSWALD, R. R., BWINS, B. A., GRIFFEN, W. O.: Analysis of safety factors in percutaneous deep venous cannulation. J. Amer. med. Ass. **127**, 623 (1974).

222. HENLEY, F. T., BALLARD, J. W.: Percutaneous removal of flexible foreign body from the heart. Radiology **92**, 176 (1969).

223. HENNEBERG, U., SCHRÖDER, M.: Zur Problematik der Vena cava-Katheter. Chirurg **36**, 180 (1965).

224. HENNEBERG, U., SCHRÖDER, M.: Komplikationen beim Vena cava-Katheter. Anaesthesiologie und Wiederbelebung, Bd. 13: Infusionstherapie. Berlin-Heidelberg-New York: Springer 1966.

225. MCHENRY, M. M., HOPKINS, D. M.: Cardiac tamponade as a result of infusion. J. Amer. med. Ass. **203**, 167 (1968).

226. HENTSCHEL, M.: Vena cava-Katheter via Vena jugularis externa bei schweren chirurgischen Erkrankungen zur i. v. Substitution und Blutdiagnostik. Langenbecks Arch. klin. Chir. **308**, 486 (1964).

227. HENZEL, J. H., DE WEEGE, U. S.: Morbid and mortal complications associated with prolonged central venous cannulation. Amer. J. Surg. **121**, 600 (1971).

228. HERBERT, W. H., SOBOL, B. J., ROHMANN, M., LUBETSKY, H. W., RODRIQUEZ, V., MORSH, J. H. C.: Angiographic visualization of polyethylene catheter embolus. N. Y. St. J. Med. **69**, 316, 1969.

229. HERMOSHURA, B., VANAGS, L., DICKEY, M. W.: Measurement of pressure during intravenous therapy. J. Amer. med. Ass. **195**, 321 (1966).

230. HEUNISCH, K., ENGELMANN, L., WILDFÜHR, W., KÜHLER, H.: Erfahrungen mit intravenösen Verweilkathetern bei internen Erkrankungen. Dtsch. Gesundheitsw. **27**, 1462 (1972).

231. HILDEBRANDT, J.: Zur perkutanen Katheterisation der Vena cava-superior von der Ellenbeuge aus. Z. Ärztl. Fortbild. **67**, 1199 (1973).

232. HILDEBRANDT, J., SCHAPS, P., MIKULIN, H. D.: Ein tierexperimenteller Vergleich von unpräparierten, siliconisierten und „heparingequollenen" PVC-Schläuchen. Z. Exp. Chir. **7**, 94 (1974).

233. HILDEBRANDT, J., MIKULIN, H. D.: Thromboserisiko bei antithrombogenen Venenkathetern. Zbl. Chir. **100**, 159 (1975).

234. HILL, G. J.: Central venous pressure technique. Surg. Clin. Amer. **49**, 1351 (1969).

235. HIOTAKIS, K., KRONBERGER-SCHÖNECKER: Indikationen, Vorteile und Komplikationen des Vena cava-Katheters unter besonderer Berücksichtigung der Punktion des Angulus venosus. Zbl. Chir. **98**, 263 (1973).

236. HIPONA, F. A., SCIAMMAS, F. D., HUBLITZ, U. F.: Nonthoracotomy retrieval of intraluminal cardiovascular foreign bodies. Radiol. Clin. North Amer. **9**, 5S3 (1971).

237. HODEL, H. L.: Transfemoral rescue of lost intravascular catheters and guide wires. J. Canad. Ass. Radiol. **24**, 42 (1973).

238. HOHN, A. R., LAMERT, E. C.: Continous venous catheterization in children. J. Amer. med. Ass. **197**, 140 (1966).

239. HOLDER, T. M., CROW, N. L.: Free intracardiac foreign body; complication of ventriculo-atrial shunt for hydrocephalus. J. Thorac. Cardiovasc. Surg. **45**, 138 (1963).

240. HOLT, H. M.: Central venous pressure via peripheral veins. Anaesthesiology **28**, 1093 (1967).

241. Homesley, H. D., ZELENIK, J. S.: Hazards of central venous pressure monitoring; pericardial tamponade. Surg. Gynec. Obstet. **130**, 520 (1970).

242. HORISBERGER, B.: Die Bedeutung der kontinuierlichen Überwachung des zentralen Venendruckes bei labilen Kreislaufverhältnissen. Helv. chir. Acta **33**, 9 (1966).

243. HORISBERGER, B.: Infektiöse Komplikationen durch Venenkatheter und deren Prophylaxe. Helv. chir. Acta **34**, 21 (1967).

244. HOSKINS, P. A., MICH, A. A., AUSE, R. G.: Fibrin sleeve formation on indwelling subclavian

central venous catheters. Arch. Surg. **102**, 353 (1971).

245. HOSHAL, V. L.: Total intravenous nutrition with peripherally inserted silicone elastomer central venous catheters. Arch. Surg. **110**, 644 (1975).

246. HOSSLI, G.: Die praktische Bedeutung der Venendruckmessung bei Notfällen. Z. Unfallmed. Berufskr. **2**, 97 (1965).

247. HOSSLI, G., BURRI, C.: Manometrie im Schock. Klin. Med. **22**, 21 (1967).

248. HUGHES, R. E., MAGOVERN, G. J.: The relationship between right atrial pressure and bloodvolume. Arch. Surg. **79**, 239 (1959).

249. HUTH, J. H., KALKOWSKI, H., SCHULTZ, J., SCHWARZ, F.: Zur Therapie der Katheterembolien. Zbl. Chir. **98**, 1365 (1973).

250. HYMAN, A. L.: An improved snare catheter for retrieving fragments of polyethylene tubing. Chest **62**, 98 (1972).

251. INDAR, R.: The danger of indwelling polyethylene cannulae in deep veins. Lancet **I**, 284 (1959).

252. IRMER, W.: Entfernung eines embolisch von der linken Cubitalvene eingeschwemmten Polyaethylenkatheters aus dem Pulmonalisstamm. Zbl. Chir. **89**, 1078 (1964).

253. ITHOT, Z., CARLTON, N., LUCIEN, H. W., SHALLY, A. V.: Long term plastic tube implantation into the external jugular vein for injection or infusion in the dog. Surgery **66**, 768 (1969).

254. JAEGER, G. H., COWLY, R. A.: Studies on the use of polythene as a fibrous tissue stimulant. Ann. Surg. **128**, 509 (1948).

255. JAEGER, R. J., RUBIN, R. J.: Plasticizers from plastic devices: Extraction, metabolism and accumulation by biological systems. Science **170**, 460 (1970).

256. JAIKARAN, S. M.: Normal central venous pressure. Brit. J. Surg. **55**, 609 (1968).

257. JAMES, P. M.: Clinical uses of central venous cannulation. Postgrad. Med. **55**, 155 (1974).

258. JENKINS, L. C., SCREECH, G.: Central venous pressure monitoring in anaesthesia. Canad. Anaesth. Soc. J. **13**, 513 (1966).

259. JERNIGAN, W. R., GARDNER, W. C., MAHR, M. N., MILBURN, J. L.: Use of the internal jugular vein for placement of central venous catheter. Surg. Gynec. Obstet. **130**, 520 (1970).

260. JERNIGAN, W. R., GARDNER, W. C., MAHR, M. N., MILBURN, J. L.: The internal jugular vein for access to the central venous system. J. Amer. med. Ass. **218**, 97 (1971).

261. JOHNSON, Ch. C., LAZARCHICK, J., LYNN, M. B.: Subclavian venepunctures: Preventable complications, report of two cases. Mayo Clin. Proc. **45**, 712 (1970).

262. JOHNSON, Ch. C.: Perforation of right atrium by a polyethylene catheter. J. Amer. med. Ass. **195**, 854 (1966).

263. JOHNSON, L. M.: GILLIS, S. P., LYNN, H. B.: Unusual complication of intravenous fluid therapy. Surgery **53**, 809 (1963).

264. JONES, M. V., CRAIG, D. B.: Venous reaction to plastic intravenous cannulae. Canad. Anaesth. Soc. J. **19**, 491 (1972).

265. JONES, R. R.: Venous pressure in general anaesthesia. Anaesth. Analg. Curr. Res. **42**, 470 (1963).

266. KÄUFER, C., SAVICE, B.: Risiken venöser Dauerkatheter. Langenbecks Arch. klin. Chir. **65**, 1022 (1972).

267. KAHL, Ch.: Punktion und Sondierung der Vena subclavia. Anaesth. Prax. **8**, 79 (1973).

268. KAHL, Ch.: Punktion und Sondierung der Vena subclavia. Internist. Prax. **14**, 85 (1974).

269. KEDDIE, N. C., PROVAN, J. L., AUSTEN, W. G.: Central venous pressure, blood volume determinations and the effect of vasoactive drugs in hypovolemic shock. Surgery **60**, 427 (1966)

270. KEENLEYSIDE, H. B.: External jugular vein for rapid transfusion during surgery. Canad. Anaesth. Soc. J. **9**, 512 (1962).

271. KEERI-SZANTO, M.: The subclavian vein, a constant intravenous injection site. Arch. Surg. **72**, 179 (1956).

272. KEERI-SZANTO, M.: La voie veineuse sous-claviculaire en anesthésie. Canad. Anaesth. Soc. J. **4**, 55 (1957).

273. KEILER, E.: Die Katheterembolie. Zbl. Chir. **98**, 989 (1973).

274. KHALIL, K. G., PARKER, F. B., MUKHERJEE, N., WEBB, W. R.: Thoracic duct injury. A complication of jugular vein catheterization. J. Amer. med. Ass. **221**, 908 (1972).

275. KLEINSCHMIDT, E., MARX, E.: Oberer Cava-Katheter via vena cephalica dextra sive sinistra. Med. Welt **23**, 719 (1972).

276. KLINE, J. K., HOFMAN, W. J.: Cardiac tamponade from CVP-catheter perforation. J. Amer. med. Ass. **206**, 1794 (1968).

277. KLÖTZER, B., MLYNEK, H. J.: Die Cava-Katheterembolie — eine seltene Komplikation bei der Anwendung von Cava-Kathetern. Zbl. Chir. **94**, 1085 (1969).

278. KLUGE, W.: Beitrag zur peripheren Katheterembolie. Z. Ärztl. Fortbild. **68**, 895 (1974).

279. KNUTSON, H., STERNBERG, K.: Pulmonary embolus with foreign body in case of fractured femoral catheter. Nord. Med. **62**, 1491 (1959).

280. KNUTSON, H., STERNBERG, K.: Lungenemboli efter Kateterbrott. Nord. Med. **62**, 1491 (1959).

281. KOCH, M. J.: Bilateral i. v. hydrothorax. New Engl. J. Med. **286**, 218 (1972).

282. KÖSTERS, B., BARTELS, D.: Erfahrungen mit der Subclaviakatheterisierung auf der Wachstation. Med. Ernähr. **11**, 63 (1970).

283. KONOLD, R., ULLMANN, U., SCHRADER, C. P., KIENININGER, G.: Klinische und bakteriologische Beobachtungen bei intravenös eingeführ-

ten Kathetern. Dtsch. med. Wschr. **99**, 1009 (1974).

284. KRISCHAK, G., BURRI, C.: Klinische und physikalische Untersuchungen über die Abhängigkeit der Komplikationen vom Material des Cava-Katheters. Langenbecks Arch. Chir., Chir. Forum 1974, 167.

285. KRÖPELIN, K., MÖSSNER, G., GEBHARDT, W.: Subclaviakatheter als Streuherd bei Pilzsepsis. Dtsch. med. Wschr. **93**, 1098 (1968).

286. KUCHER, R., STEINBEREITHNER, K.: Intensivstation, Intensivpflege, Intensivtherapie. Stuttgart: Thieme 1972.

287. KUHN, W., BACH, H. G.: Punktion und Katheterismus der Vena subclavia in Geburtshilfe und Gynäkologie. Geburtsh.- u. Frauenheilkd. **26**, 1272, 1966.

28S. KUIPER, D. H.: Cardiac tamponade and death in a patient receiving total parenteral nutrition. J. Amer. med. Ass. **230**, 877 (1974).

289. KUROCK, W., SCHIER, J.: Erfahrungen mit dem Vena cava-Katheter. Med. Welt **25**, 135 (1974).

290. KUX, M., KUTSCHA-LISSBERG, E.: Die Gefahr der Katheterembolie beim oberen Hohlvenenkatheter. Anaesthesist **17**, 232 (1968).

291. LADD, M., SCHREINER, G. E.: Plastic tubing for intravenous alimentation. J. Amer. med. Ass. **145**, 642 (1951).

292. LAMPRECHT, W.: Clinical aspects of iatrogenic intracardiac foreign bodies. Chirurg **36**, 182 (1965).

293. LAMPRECHT, W.: Zur Kasuistik iatrogener intrakardialer Fremdkörper. Chirurg **36**, 182 (1965).

294. LAND, R. E.: Anatomic relationship of the right subclavian vein. Arch. Surg. **102**, 178 (1971).

295. LAND, R. E.: The relationship of the left subclavian vein to the clavicle. J. Thorac. Cardiovasc. Surg. **63**, 564 (1972).

296. LANDIS, E. M., HORTENSTINE, J. C.: Functional significance of venous blood pressure. Physiol. Rev. **30**, 1 (1950).

297. LANG, H.: Venae sectio und Cava-Katheter. a) Anästh. Prax. **2**, 141 (1967). b) Pädiatr. Prax. **7**, 443 (1968). c) Intern. Prax. **8**, 297 (1968).

298. LANZ, T., WACHSMUT, W.: Praktische Anatomie. Berlin-Heidelberg-New York: Springer 1955.

299. LARSEN, H. W., LINDAHL, F.: Lesion of the internal mamarian artery caused by infraclavicular percutaneous catheterization of the subclavian vein. Acta chir. scand. **139**, 571 (1973).

300. LASSNER, J.: Französische Erfahrungen mit der parenteralen Ernährung. LANG, FREY, HALMÁGYI: Parenterale Ernährung. Berlin-Heidelberg-New York: Springer 1966.

301. LAVIGNE, J. E., BROWN, C. S., MACHIEDO, G. W.: Improved technique for long-term venous catheterization. J. Amer. Surg. **127**, 624 (1974).

302. LAWIN, P.: Praxis der Intensivbehandlung. Stuttgart: Thieme 1968.

303. McLEAN, L. D.: Blood volume versus central venous pressure in shock. Surg. Gynec. Obstet. **118**, 594 (1964).

304. McLEAN, L. D.: Treatment of shock in man based on hemodynamic diagnosis. Surg. Gynec. Obstet. **120**, 1 (1965).

305. LEISS, F., PETER, K. H.: Die Silicone in Medizin, Pharmazie und Lebensmittelindustrie. Arzneimittel-Forschung **4**, 571 (1954).

306. LEMON, V.: Cannulation of the inferior vena cava as the last possibility of a venous approach. Rozhl. Chir. **53**, 745 (1974).

307. LETH, A., EHLERS, D., JENSEN, G., LAURIDSEN, P.: Removal of a catheter fragment from the right atrium by a new catheterization technique. Scand. J. Thorac. Cardiovasc. Surg. **7**, 171 (1973).

308. LEVINSKY, W. J.: Fatal air embolism during insertion of CVP monitoring apparatus. J. Amer. med. Ass. **209**, 1721 (1969).

309. LEVY, N. M.: The cardiovascular physiology of the critically ill patient. Surg. Clin. Amer. **55**, 483 (1975).

310. LILLEHEI, C. W., BONNABEAU, R. C., GROSSLING, S.: Removal of iatrogenic foreign bodies within cardiac chambers and great vessels. Circulation **32**, 782 (1965).

311. LINDENBERG, I., GJORUP, S., AAGAARD, P.: Parenteral fluid administration through a catheter inserted into the inferior vena cava. Acta chir. scand. **117**, 342 (1959).

312. LINDER, M. M.: Vena subclavia-Katheterisierung. Fortschr. Med. **91**, 659 (1973).

313. LOERS, F. J., PESENDORFER, H.: Perforation einer Pulmonalarterie — eine seltene Komplikation der Cava-Katheter. Z. Prakt. Anaesth. **8**, 315 (1973).

314. LOERS, F. J.: Der obere Hohlvenenkatheter über die Vena jugularis interna. Chirurg **45**, 333 (1974).

315. LOERS, F. J.: Probleme des intravenösen Zugangs — ein neues Besteck für den Cava-Katheter über die Vena jugularis interna. Infusionstherapie **3**, 34 (1976).

316. LOERS, F. J., LINDAU, B., WALTER, E.: Extraktion eines abgeschnittenen Cava-Katheters mit einem Steinfänger. Chirurg **47**, 246 (1976).

317. LOHMÖLLER, G., BAUER, H., RUHWINKEL, B., KAISER, W., LYDTIN, H.: Herzbeuteltamponade während parenteraler Ernährung über einen Subclavia-Katheter. Münch. med. Wschr. **117**, 1463 (1975).

318. LONGERBEAM, J. K., VANNIX, R., WAGNER, W.: Central venous pressure monitoring. Amer. J. Surg. **110**, 220 (1965).

319. LOWENBRAUN, St., YOUNG, V., KENTON, D., SERPICK, A. A.: Infection from intravenous

„scalp-vein" needles in a susceptible population. J. Amer. med. Ass. **212**, 451 (1970).

320. LUCAS, Ch. E.: Air embolus via subclavian catheter. New Engl. J. Med. **281**, 966 (1969).

321. LUTZ, H.: Pathophysiologie der zentralen Venendruckmessung. Anaesthesiologie und Wiederbelebung, Bd. 34. Venendruckmessung. Berlin-Heidelberg-New York: Springer 1968.

322. LUTZ, H.: Differenzierung verschiedener Formen des Schocks durch einfache Messverfahren. Dtsch. med. Wschr. **91**, 1043 (1966).

323. MAHAFFEY, J. E., WITHERSPOON, S. M.: An unusual complication following venous cutdown. Anesthesiology **27**, 198 (19öö).

324. MALINAK, L. R., GULDE, R. E., FARIS, A. M.: Percutaneous subclavian catheterization for central venous pressure monitoring. Amer. J. Obstet. Gynec. **92**, 477 (1965).

325. MAKAROV, V. S., OSIPOV, A. P., LYBIN, I. U. M.: Percutaneous puncture catheterization of the subclavian vein. Klin. Khir. **11**, 65 (1974).

326. MARIANO, B. P., ROPER, C. L., STAPLE, T. W.: Accidental migration of an intravenous catheter from the arm to the lung. Radiology **86**, 736 (1966).

327. MARKKULA, H., BAER, G., HELDT, C., ISOTALO, J., VÄYRYNEN, J.: Entfernung eines abgeschnittenen Vena-subclavia-Katheters aus dem rechten Herzen mit Hilfe einer urologischen Faßzange. Anaesthesist **23**, 232 (1974).

328. MARLON, A. M., COHN, L. H., FOGARTY, Th. J., HARRISON, D. C.: Retrieval of catheter fragments. Calif. Med. **115**, 61 (1971).

329. MASSUMI, R. A., ROSS, A. M.: Atraumatic nonsurgical technique for removal of broken catheters from cardiac cavities. New Engl. J. Med. **277**, 195 (1967).

330. MATHEY, J., BINET, J. P.: 7 cas de corps étrangers intrapéricardiques, intramyocardiques ou intracardiaques opérés. Presse med. **70**, 57 (1962).

331. MATHIAS, K.: Fehllagen von Venenkathetern. Dtsch. med. Wschr. **101**, 612 (1976).

332. MATHUR, A. P., POCHACZERSKY, R., LEVOWITH, B. S., FERARN, F.: Fogarty balloon catheter for removal of catheter fragment in subclavian vein. J. Amer. med. Ass. **217**, 481 (1971).

333. MATZ, R.: Complications of determining the central venous pressure. New Engl. J. Med. **272**, 703 (1965).

334. MAUTHE, H.: Removal of catheter embolus from right pulmonary artery. Wis. med. J. **72**, 151 (1973).

335. MEIEL, G., SPITHALER, W.: Vorzüge und Probleme des infraclavicularen Cavakatheters. Aktuelle Chir. **10**, 149 (1975).

336. MEISNER, H., DUSWALD, H.: Zur Infusionstechnik in der Intensivtherapie — Erfahrungen mit der Subclaviapunktion. Münch. med. Wschr. **114**, 861 (1972).

337. MEISNER, H., DUSWALD, H.: Infusionstechnik im Schock. Anaesth. Prax. **8**, 137 (1973).

338. MELNICK, St., SMITH, D. E.: Candida tropicalis and torulopsis glabrata fungemia in a patient treated with long-term hyperalimentation. Amer. Surg. **40**, 190 (1974).

339. MERKEL, F. K., McQUARRIE, D. G.: Cutdown of the subclavian vein. Surgery **65**, 866 (1969).

340. MEYERS, L.: Intravenous catheterization. Amer. J. Nurs. **45**, 930 (1945).

341. MILLER, R. E., COCKERILL, E. M., ISCH, J. H.: Removal of intravascular and endobronchial foreign bodies by nonoperative snare technique. Surgery **69**, 463 (1971).

342. MIRHOSEINI, M., O'CONNOR, Th. M., WEISEL, W.: Embolic catheter removed from pulmonary artery. J. Amer. med. Ass. **202**, 167 (1967).

343. MONCRIEF, J. A.: Femoral catheters. Ann. Surg. **147**, 166 (1958).

344. MORAN, J. M., ALTWOOD, R. P., ROWE, M. J.: A clinical and bacteriologic study of infections associated with venous cutdowns. New Engl. J. Med. **272**, 554 (1965).

345. MORGAN, M. G., GLASSER, St. P.: Fixation of i. v. Catheters. New Engl. J. Med. **291**, 1309 (1974).

346. MÜHE, H., BÜRGER, L., SCHELLERER, W.: Venenkatheterembolie. Therapiewoche **20**, 2208 (1970).

347. MÜLLER, C., KOCH, P., SCHAHRIARI, Sch.: Bakteriologische Nachuntersuchungen bei Cava-Kathetern. Z. Prakt. Anaesthesie **7**, 55 (1972).

348. MÜLLER, K. M., BLASER, B.: Tödliche thromboembolische Komplikationen nach zentralem Venenkatheter. Dtsch. med. Wschr. **101**, 411 (1976).

349. NACHNANI, G. H., LESSIN, L. S., MOTOMIYA, T., JENSEN, W. N.: Scanning electron microscopy of thrombogenesis on vascular catheter surfaces. New Engl. J. Med. **286**, 139 (1972).

350. NAGER, F., STEINBRUNN, W.: Therapie des kardiogenen Schocks nach Herzinfarkt. Schweiz. med. Wschr. **97**, 389 (1967).

351. McNAIR, T. J., DUDLEY, H. A.: The local complications of intravenous therapy. **II**, 365 (1959).

352. NASILOWSKI, W., MEISSNER, A. J. BUKOWSKA, O.: Dangers of long-term intravenous infusions with indwelling polyethylene catheters. Pol. Tyg. lek. **38**, 1470 (1973).

353. NASH, G., MOYLAN, J. S.: Paradoxical catheter embolism. Arch. Surg. **102**, 213 (1971).

354. NEEGAARD, J., NIELSEN, B., FABURBY, V.: Plasticizers in PVC and the occurrence of hepatitis in a hemodialysis unit. Scand. J. Urol. Nephrol. **5**, 141 (1971).

355. NIESEL, H. C., LEE, P. F. S.: Punktion der Vena subclavia unter Verwendung von Teflonkathetern. Z. Prakt. Anaesthesie **7**, 170 (1972).

356. NISSEN-DRUEY, C.: Iatrogene Fremdkörper-

Embolie. Münch. med. Wschr. **108**, 788 (1966).

357. NORDEN, C. W.: Application of antibiotic ointment to the site of venous catheterization — a controlled trial. J. infekt. Dis. **120**, 611 (1969).

358. NORDLUND, S., THORÉN, L.: Catheter in the superior vena cava. Acta chir. scand. **127**, 39 (1964).

359. NORTHCUTT, C. E.: Intravenous loss of polyethylene catheters. G P **34**, 125 (1966).

360. NUGENT, R. P.: Supraclavicular catheterization of the subclavian vein. Aust. N. Z. J. Surg. **43**, 41 (1973).

361. OBEL, I. W. P.: Transient phrenic-nerve paralysis following subclavian venepuncture. Anaesthesiology **33**, 369 (1970).

362. ODMANN, P.: The radiopaque polyethylene catheter. Acta Radiol. **52**, 64 (1959).

363. üERI, H. U., MARTY, H.: Langzeitkanülisierung der Vena subclavia im Dienste der chirurgischen Intensivpflege. Helv. chir. Acta **3**, 221 (1971).

364. OODERBECKE, H. W., BARDACHZI, E.: Die Verwendung eines Cava-Katheters bei langdauernder Infusionsbehandlung. Dtsch. med. Wschr. **86**, 203 (1961).

365. OPDERBECKE, H. W., BARDACHZI, E.: Erfahrungen mit der Anwendung eines Vena Cava-Katheters zur langfristigen Infusionstherapie bei 800 Kranken. Anaesthesiologie und Wiederbelebung Bd. 13: Infusionstherapie **1**, 168 (1966).

366. OPDERBECKE, H. W., BARDACHZI, E.: Problematik und Erfahrung bei der Anwendung eines Cava-Katheters zu Infusionszwecken. Z. Prakt. Anaesthesie **1**, 239 (1966).

367. OPDERBECKE, H. W.: Indikation für die Wahl des Zugangsweges. Med. Mitt. **48**, 173 (1974).

368. ORESTANO, F., DIETZ, H.: Endophlebitis und Myocarditis als seltene Komplikation bei Anwendung von Vena-Cava-Kathetern. Anaesthesist **15**, 225 (1966).

369. OTTENI, J. C., GRANDHAYE, N., DUPEYRON, J. P., GAUTHIER-LAFAYE, J. P.: Deux complications fréquentes des cathéters veineux: Les fausses routes et les perforations vasculaires. Intérêt dontrôle radiographique systématique du cathéter. Anaesth. Analg. (Paris) **28**, 1149 (1971).

370. PAWLOW, J. N., GELFAND, G. J., EZLAWA, N. W.: Transcutaneous catheterization of the subclavian vein. Chirurgie **12**, 63 (1974).

371. PETTY, W. C.: A simple technique for inserting catheters intravenously in difficult anatomic areas. Anesthesiology, **39**, 555 (1973).

372. PIERSON, M., LASCOMBES, G., PERNOT, C., JEANNIN, B.: Asystolie irréductible due à la présence d'un cathéter en polythène dans les cavités cardiaques. Arch. Fr. Pédiatr. **19**, 231 (1962).

373. PILGERSTORFER, H. W., FINKENSTEDT, G., KLEIN-

BERGER, G., KOTZAUREK, R.: Subclaviakatheter im Rahmen der internen Intensivmedizin. Wien. klin. Wschr. **50**, 822 (1973).

374. PÄSSLER, H. H., BURRI, C.: Cavakatheterembolien. Helv. Chir. Acta **39**, 613 (1972).

375. PÄSSLER, H. H., PFARR, B.: Komplikationen beim Cava-Katheterismus. Wehrmed. Mschr. **5**, 140 (1973).

376. PARIKH, R. K.: Horner's syndrome. A complication of percutaneous catheterization of internal jugular vein. Anaesthesia **27**, 327 (1972).

377. PASKIN, D. L., HOFFMANN, W. S., TUDDENHAM, W. J.: A new complication of subclavian vein catheterization. Ann. Surg. **179**, 26ö (1974).

378. PAULET-PAINBOEUF, C.: 250 cathétérismes percutanés de la veine jugulaire interne. Presse med. **1**, 1098 (1972).

379. POKIESER, H., STEINBREITHNER, K., WAGNER, O.: Zur röntgenologischen Kontrolle von Lage und Funktion des Cava-Katheters. Anaesthesist **15**, 218 (1966).

380. PORGES, P.: Erfahrungen mit der Subclaviapunktion. Klin. Med. **8**, 419 (1966).

381. PORSTMANN, W.: Fremdkörper im Herz-Kreislaufsystem und ihre transvasale Extraktion mittels Kathetertechnik. Bericht über 15 Fälle. Dtsch. Gesundh.-Wes. **30**, 1201 (1975).

382. PROUT, W. G.: Relative value of central venous pressure monitoring and blood volume measurement in the management of shock. Lancet **I**, 1108 (1968).

383. PRUITT, B. A., STEIN, J. M.: Intravenous therapy in burn patients. Arch. Surg. **100**, 399 (1970).

384. McRAE, A. T., MEDALLE, V. M., PATE, J. W., RICHARDSON, R. L.: Polyethylene catheter embolus. Amer. Surg. **39**, 57 (1973).

385. RAFFENSPERGER, J. G., RAMENOTSKY, M. L.: A fatal complication of hyperalimentation. Surgery **68**, 393 (1970).

386. RAMS, J. J., DAICOFF, G. R., V MOULDNER, P.: A simple method for central venous pressure measurements. Arch. Surg. **92**, 886 (1966).

387. RANNINGER, K.: An instrument for retrieval of intravascular foreign bodies. Radiology **91**, 1043 (1968).

388. RAPPAPORT, A. M., GRAHAM, R., 3K., KEDRICK, W. W.: The use of polyethylene tubing in prolonged intravenous infusions. Can. med. Ass. J. **72**, 698 (1955).

389. RASHKIND, J. W.: A cardiac catheter device for removal of plastic catheter emboli from children's heart. J. Pediatr. **74**, 618 (1969).

390. REA, W. J., WYRICK, W. J., McCHELLAND, R. N., WEBB, W. R.: Intravenous hyperosmolar alimentation. Arch. Surg. **100**, 393 (1970).

391. REFETOFF, S.: Iatrogenic hydrothorax. Ann. Intern. Med. **63**, 327 (1965).

392. REICHELT, A.: Pathomorphologische Beobachtungen nach Anwendung des sogenannten Vena Cava-Katheters. Anaesthesiologie und

Wiederbelebung, Bd. 13: Infusionstherapie. Berlin-Heidelberg-New York: Springer 1966.

393. RICHARDSON, J. D., GROVER, F. L., TRINKLE, J. K.: Intravenous catheter emboli. Experience with twenty cases and collective review. Amer. J. Surg. **128**, 722 (1974).

394. RICHTER, G., EBNER, E., FELSCH, G., WESSER, M.: Vena-Subclavia-Katheterisierung — infraclaviculär oder supraclaviculär? Dtsch. Gesundh.-Wes. **28**, 107 (1973).

395. RICOUR, C., NIHOUL-FÉKÉTÉ, C., BERLIN, P., ROYER, P., PELLERIN, D.: Alimentation parentérale continue par cathéter intracave chez l'enfant. Ann. Chir. Infant. Parm. **13**, 7 (1972).

396. ROLLE, J.: Vergleichende Untersuchungen zur Oberflächenbeurteilung von Kunststoffverweilkanülen. Bruns' Beitr. klin. Chir. **219**, 468 (1972).

397. RONK, R.: Weichmacher im Blut. Euro. Med. **3**, 22 (1971).

398. ROSS, A. M.: Polyethylene emboli: How many more? Chest **57**, 307 (1970).

399. ROSS, J. K.: Vena caval infusion. Postgrad. med. J. **33**, 623 (1957).

400. ROSS, S. A.: Infusion phlebitis; selected factors. Nurs. Res. **21**, 313 (1972).

401. ROSSI, P.: „Hook catheter" technique for transfemoral removal of foreign body from the right side of the heart. Amer. J. Roentgenol. **109**, 101 (1970).

402. ROYAL, H. O., SHIELDES, J. B., DONATI, R. M.: Misplacement of central venous pressure catheters and unilateral pulmonary edema. Arch. Intern. Med. **135**, 1502 (1975).

403. RYAN, G. M., HOWLAND, W. S.: An evaluation of central venous pressure monitoring. Anaesth. Analg. Curr. Res. **45**, 754 (1966).

404. RYAN, J. A.: Catheter complications in total parenteral nutrition. New Engl. J. Med. **290**, 757 (1974).

405. SABUNCU, N., VOLLES, E., GREISSNER, P., PRILL, A., HARMS, U.: Pathologisch-anatomische Befunde und haemodynamische Grundlagen bei Anwendung des Vena subclavia-Katheters. Dtsch. Z. Nervenheilk. **196**, 266 (1969).

406. SAEGESSER, M.: Die Bedeutung des zentralen venösen Blutdruckes in der Chirurgie. Schweiz. med. Wschr. **95**, 974 (1965).

407. SALO, E. L., EEROLA, R., EEROLA, M.: Der Vena-Subclavia-Katheter bei Kindern. Z. Kinderchir. **12**, 3 (1973).

408. SCEBAT, L., RENAIS, J., MEEUS-BITH, L., LE NÈGRE, J.: Accidents, indications et contre-indications du cathéterisme des cavités droites du cœur. Arch. Mal. Cœur **50**, 943 (1957).

409. SCHAEFFER, H.: Eine neue Methode zur Bestimmung des zentralen Venendruckes beim Menschen. Klin. Wschr. **31**, 802 (1953).

410. SCHAEFFER, H.: Zur Frage der Vena anonyma-

411. SCHAPIRA, M., STERIN, W. Z.: Hazards of subclavian vein cannulation for central venous pressure monitoring. J. Amer. med. Ass. **201**, 111 (1967).

412. SCHARF, F. L., BERMAN, B. J., CLEVELAND, E. D.: Some complications in the use of indwelling intravenous polyethylene catheters. Med. Serv. J. Can. **15**, 724 (1959).

413. SCHECHTER, E., PARISI, A. F.: Removal of catheter fragments from pulmonary artery using a snare. Brit. Heart J. **34**, 699 (1972).

414. SCHLAG, G.: Die Bedeutung des zentralen Venendruckes in der Traumatologie. Chirurg **38**, 523 (1967).

415. SCHLARB, K.: Subclaviapunktion. Anaesthesist **21**, 477 (1972).

416. SCHLOSSMANN, D.: Thrombogenic properties of vascular catheter materials in vivo. Radiology **91**, 251 (1968).

417. SCHMIDT, Ch., TEUCHER, H. J.: Die Katheterisierung der Vena subclavia als Bestandteil der Intensivtherapie. Z. Ärzt. Fortbild. **65**, 367 (1971).

418. SCHMITZ, E. R., MARTIN, E., KELLER, P.: Grundlagen der Venenpunktion. Infusionstherapie **3**, 180 (1976).

419. SCHÖCHE, J.: Der Subclavia-Katheter in der chirurgischen Intensivtherapie. Zbl. Chir. **98**, 270 (1973).

420. SCHOLZ, G., LOEWE, K. R.: Die Punktion der Vena subclavia und ihre Komplikationen aus pathologisch-anatomischer Sicht. Med. Welt **20**, 2248 (1969).

421. SCHULTE, H. D.: Anatomische und technische Möglichkeiten der intravenösen Infusionsbehandlung. Dtsch. med. Wschr. **94**, 1793 (1969).

422. SCHUMANN, G.: Die Komplikationen bei der Anwendung sog. zentraler Venenkatheter aus pathologisch-anatomischer Sicht. Z. Kreisl.-Forsch. **60**, 355 (1971).

423. SCHWEIKERT, C. H., GRUENAGEL, H. H.: Doppelseitiger Pleuraerguss bei Infusionstherapie am Hals. Thoraxchirurgie **11**, 421 (1964).

424. SHANDER, D.: Removal of an embolized polyethylene catheter using an uretral stone catheter. Chest **57**, 348 (1970).

425. SHANG, N. G. W., ROSEN, M.: Positioning central venous catheters through the basilic vein. A comparison of catheters. Brit. J. Anaesth. **45**, 1211 (1973).

426. SHENKIN, H. A.: On the diagnosis of hemorrhage in man. Amer. J. Sci. **4**, 421 (1944).

427. SIEWERT, R., BAUERS, S., WIEK, K., BORTFELDT, K.: Bakterielle Komplikationen beim Venenkatheterismus. Dtsch. med. J. **21**, 333 (1970).

428. SILBERSCHMID, M., SAITO, S., SMITH, L. L.: Circulatory effects of acute latic acidosis in dogs prior and after hemorrhage. Amer. J. Surg. **112**, 175 (1966).

429. Simon, J.: Praxis und Technik der parenteralen Ernährung. Prakt. Anaesth. **11**, 146 (1976).

430. Smith, B. E., Modell, H. J., Gaub, M. L., Moya, F.: Complications of subclavian vein catheterization. Arch. Surg. **90**, 228 (1965).

431. Smithwick, W., Stalheim, G. K., Love, J. W.: Removal of foreign bodies from the superior vena cava and right atrium without thoracotomy. Ann. Thorac. Surg. **17**, 197 (1974).

432. Smits, H., Freedman, L. R.: Prolonged venous catheterization as a cause of sepsis. New Engl. J. Med. **276**, 1229 (1967).

433. Smyth, N. P. D., Rogers, J. B.: Transvenous removal of catheter embolism from the heart and great veins by endoscopic forceps. Ann. Thorac. Surg. **11**, 403 (1971).

434. Solassol, Cl., Joyeux, H., Etco, L., Pujol, H., Romien, Cl.: New techniques for long-term intra-venous feeding. Ann. Surg. **179**, 519 (1974).

435. Soni, J., Osatinsky, M., Smith, Th., Vega, S., Vela, J. E.: Nonsurgical removal of polyethylene catheter from the right cardiac cavaties. Chest **57**, 398 (1970).

436. Splith, G., Otto, U.: Die Vena subclavia-Punktion. Indikation, Technik und Komplikationen bei 523 Fällen. Z. Ges. inn. Med. **27**, 486 (1972).

437. Stahl, W. M.: Resuscitation in Trauma: The value of central venous pressure monitoring. J. Trauma **5**, 200 (1965).

438. Stampfl, B.: Die Endothelialisierung von Gefäßauflagerungen. Verh. dtsch. pathol. Ges. **46**, 272 (1962).

439. Stein, J. M., Pruitt, B. A.: Cannula sepsis. New Engl. J. Med. **282**, 1452 (1970).

440. Steiner, U. L., Bartley, T. D., Byers, F. M.: Polyethylene catheter in heart; report of a case with successful removal. J. Amer. med. Ass. **193**, 1054 (1965).

441. Stengert, K., Jurczyk, W., Siennicki, R., Wysocki, E.: Der Zentralvenendruck in der Anaesthesie und der Schockbekämpfung. Anaesthesist **16**, 125 (1967).

442. Stewart, R. D., Stanislow, C.: Silastic intravenous catheters. New Engl. J. Med. **265**, 1283 (1961).

443. Stieber, K. H.: Die unblutige Katheterisierung der Vena cava superior. Med. Klin. **64**, 388 (1969).

444. Still, V.: Indikation und Durchführung der Katheterisierung der Vena cava cranialis. Wiederbelebung Organers. Intensivmed. 7, 52 (1970).

445. Stöberl, R.: Der sogenannte Cava-Katheter: Technik und eigene Erfahrungen. Wien. klin. Wschr. **68**, 639 (1965).

446. Stoeckel, H.: Kreislaufüberwachung bei Säuglingen und Kleinkindern mit Hilfe des zentralen Venendruckes. Anaesthesist **18**, 250 (1969).

447. McSweeney, W. J., Schwartz, D. C.: Retrieval of a catheter foreign body from the right heart using a guide wire defelctor system. Radiology **100**, 61 (1971).

448. Sykes, M. K.: Venous pressure as a clinical indication of adequacy of transfusion. Ann. roy. Coll. Surg. Engl. **33**, 185 (1963).

449. Tatsumi, T., Howland, W. J.: Retrieval of a ventriculoatrial shunt catheter from the heart by a venous catheterization technique. J. Neurosurg. **32**, 593 (1970).

450. Taylor, F. W.: Catheter embolus. Arch. Surg. **86**, 177 (1963).

451. Taylor, F. W., Rutherford, C. E.: Accidental loss of plastic tube into venous system. Arch. Surg. **86**, 177 (1963).

452. Taylor, W. H.: Management of acute renal failure following surgical operation and head injury. Lancet **II**, 703 (1957).

453. Teske, H. J., Fassolt, A., Braun, U., Kink, F.: Ergebnisse phlebographischer Kontrolluntersuchungen beim infraclaviculär eingeführten Vena cava-Katheter. Fortschr. Roentgenstr. **112**, 189 (1970).

454. Thayssen, P.: Postinfusion phlebitis and the calibre of the catheter. Ugeskr. Laeg. **135**, 1238 (1973).

455. Thomas, C. S.: Pericardial tamponade from central venous catheters. Arch. Surg. **98**, 217 (1969).

456. Thomas, D. E., Whittaker, L. D.: Embolization of indwelling venous catheter. Milit. Med. **135**, 120 (1970).

457. Titone, C., Lefton, Ch., Sakwa, S.: A technique for chronic subclavian vein catheterization. Surg. Gynecol. Obstet. **137**, 489 (1973).

458. Tögel, H.: Seltene Komplikationen nach Anlegung eines Cava-superior-Katheters. Münch. med. Wschr. **116**, 807 (1974).

459. Tofield, J. J.: A safe technique of percutaneous catheterization of the subclavian vein. Surg. Gynec. Obstet. **128**, 1069 (1969).

460. Trusler, G. A., Mustard, W. T.: Intravenous polyethylene catheter successfully removed from the heart. Med. Ass. J. **79**, 558 (1958).

461. Tsingoglou, S., Forrest, D. M.: Complications from holter ventriculoatrial shunts. Brit. J. Surg. **5S**, 372 (1971).

462. Tsueda, K., Jean-Francois, J. L., Gonzales, E. C.: Cannulation of the superior vena cava — a new approach. Anaesthesia **40**, 304 (1974).

463. Tulgan, H., Budnitz, J.: Prolonged survival after catheter embolus. Ann. Intern. Med. **59**, 564 (1963).

464. Turner, D., Sommers, S. C.: Accidental passage of a polyethylene catheter from the cubital vein to the right atrium. New Engl. J. Med. **251**, 744 (1954).

465. Udwadia, T. E., Edwards, A. E.: Accidental loss of plastic tube into the venous system. Brit. med. J. **II**, 1251 (1963).

466. V. Ungern-Sternberg, Fr. W.: Ungewöhnlicher Verbleib eines verlorengegangenen Subclaviakatheters. Chirurg **42**, 331 (1971).

467. Vandeghen, P., Daigneux, D., Musters, A.: Le cathéterisme veineux par la voie sous-claviculaire. Rev. Franc. Géront. 10 Suppl. 87 (1964).

468. Vaughn, C. C., Rucker, Ch. M., Lee, L.: Transvenous removal of broken cathethers from the heart and great veins without thoracotomy. Ariz. Med. **29**, 117 (1972).

469. Verel, D.: Percutaneous intubation of the femoral vein for transfusion. Lancet **I**, 716 (1958)

470. Vic-Dupont, J., Cormier, M., Lecompte, Y.: Venous ligature in purulent thrombophlebitis following venous catheter. Chirurgie **99**, 285 (1973).

471. Volles, E., Gressner, P., Dahlmann, W., Prill, A., Sabuncu, N.: Der Vena-subclavia-Katheter. Dtsch. med. Wschr. **52**, 2682 (1969).

472. Van Vroonhoven, Th.: Catheterisatie van de vena superior; alternativen voor venasectie. Med. T. Geneesk. **117**, 909 (1973).

473. Vuorinen, J., Helenins, A. S., Kjellberg, M.: Bacteraemia as a complication of subclavian vein catheterization. Ann. Chir. Gynaec. Fenn. **62**, 286 (1973).

474. Walker, M. M., Sanders, R. C.: Pneumothorax following supraclavicular subclavian venepuncture. Anaesthesia **47**, 453 (1969).

475. Walters, M. B., Stanger, H. A. D., Rotem, C. E.: Complications with percutaneous central venous catheters. J. Amer. med. Ass. **220**, 1455 (1972).

476. Watkin, R. R.: The value of central venous pressure measurement during general surgery. Brit. J. Anaesth. **37**, 428 (1965).

477. Weber, D., Wittig, D., Uhlmann, B., Reinhard, G., Baumann, G.: Infusions- und Mikrokathetertechnik auf einer internistischen Intensivstation. Ber. Ges. Inn. Med. **9**, 248 (1974).

478. Webre, D. R., Arens, J. F.: Use of cephalic and basilic veins for introduction of central venous catheters. Anaesthesia **38**, 3S9 (1973).

479. Weil, M. H.: Fluid repletion in cerculatory shock. J. Amer. med. Ass. **192**, 668 (1965).

480. Weissbach, L., Riefl, T.: Ein neues Besteck zur Punktion und Katheterisierung der Vena subclavia. Infusionstherapie **4**, 315 (1973).

481. Weissbach, L., Klippel, K. F.: Die periphere Venenkatheterisierung über eine teilbare Punktionskanüle. Infusionstherapie **1**, 382 (1973/74).

482. Wellmann, K. F.: Polyäthylenkatheter-Embolien. Dtsch. med. Wschr. **92**, 2087 (1967).

483. Wellmann, K. F., Reinhard, A., Salazar, E. P.: Polyethylene catheter embolism. Review of the literature and report of a case with associated fatal tricuspid systemic candidiasis. Circulation **37**, 380 (1968).

484. Wiemers, K.: Postoperative Frühkomplikationen. Stuttgart: Thieme 1969.

485. Wiggers, C. J.: Physiology of shock. The Commonwealth Fund, New York 1950.

486. Wilmore D. W., Dudrick, St. J.: Prevention of cannular sepsis. Preliminary report. New Engl. J. Med. **277**, 433 (1967).

487. Wilson, J. N., Owens, J. C.: Continuous monitoring of venous pressure in optimal blood volume maintenance. Surg. Forum **XII**, 94 (1961).

488. Wilson, J. N.: Central venous pressure in optimal blood volume maintenance. Arch. Surg. **85**, 563 (1962).

489. Wirbatz, W., Tschirner, L., Meyer, M., Markwart, H. J., Schwarz, H.: Katheterismus der Vena cava mit dem Reservoirkatheter. Dtsch. Gesundh.-Wes. **27**, 2101 (1972).

490. Wisheart, J. D., Hassan, M. A., Jackson, J. W.: A complication of percutaneous cannulation of the internal jugular vein. Thorax **27**, 496 (1972).

491. Worms, R.: Les complications septicémiques des cathétérisations intraveineuse prolongées. J. Chir. (Paris) **89**, 543 (1965).

492. Wrbitzky, R., Vogel, W.: Zur Technik der infraklavikulären Punktion der Vena subclavia und Indikation des Subclaviakatheters. Z. Prakt. Anaesthesie **2**, 120 (1967).

493. Yarom, R.: Subclavian venepuncture. Lancet **I**, 1152 (1964).

494. Yoffa, D.: Supraclavicular subclavian venepuncture and catheterization. Lancet 1965 II, 614.

495. Zettergoist, E., Carlson, L. A., Liljedahl, S. O.: Influence of indwelling polyethylene catheters on the elimination of 125 g Fibrinogen in bags. Bibl. anat. **10**, 458 (1969).

496. Zimmermann, B.: Sientific apparatus and laboratory methods: Intravenous tubing for parenteral therapie. Science **101**, 567 (1945).

XI. Sachverzeichnis

Klinische Anästhesiologie und Intensivtherapie

Herausgeber: F.W. Ahnefeld, H. Bergmann, C. Burri,
W. Dick, M. Halmágyi, L. Heller, E. Rügheimer
Schriftleiter: J. Kilian

Band 13

Fortschritte in der parenteralen Ernährung

Herausgeber: F.W. Ahnefeld, H. Bergmann, C. Burri,
W. Dick, M. Halmágyi, L. Heller, E. Rügheimer,
unter Mitarbeit zahlreicher Fachwissenschaftler

96 Abbildungen, 28 Tabellen. X, 245 Seiten. 1977
DM 34,–; US $ 15.00
ISBN 3-540-08262-X
Preisänderungen vorbehalten

Die Durchführung der parenteralen Ernährung im Bereich
der postoperativen und posttraumatischen Therapie ist weitgehend zu einem Routineverfahren geworden, nachdem in
ausreichendem Umfange Befunde dafür vorliegen, daß die
dem Bedarf angepaßte Zufuhr von Eiweiß und Energie eine
wichtige Grundlage für den störungsfreien Ablauf der postoperativ und posttraumatisch notwendigen reparativen Vor-
gänge darstellt. Neuere Befunde sprechen für die Bedeutung
einer präoperativen Ernährungstherapie, insbesondere wenn
es sich um Patienten im reduzierten Allgemeinzustand handelt, die einem größeren operativen Eingriff entgegensehen.
Dies trifft in besonderem Maße für Karzinompatienten zu.
Während des Workshop wurden erste Befunde zu diesem
Thema aus amerikanischen, sowjetischen aber auch deutschen Zentren vorgetragen, aus denen sich die Bedeutung
einer solchen Therapie für die Operationsvorbereitung, aber
auch für die Verbesserung der allgemeinen Abwehrsituation
ergibt. Eine parenterale Ernährung kann aber auch unter
ganz speziellen klinischen Bedingungen, so z.B. bei Einschränkung einer Organfunktion (Leber, Niere) notwendig
werden. Auch eine solche Ernährungstherapie ist für kürzere
oder längere Zeiträume durch die Auswahl spezifischer
Nährstoffe möglich geworden. Die speziellen Indikationen
der parenteralen Ernährung sind, außer in den Referaten,
in einer Paneldiskussion abgehandelt. Für den Arzt, der
eine parenterale Ernährung durchführt, ist es wichtig, die
Kriterien zu kennen, die er für die Überwachung der Patienten unter einer künstlichen Ernährung benötigt.

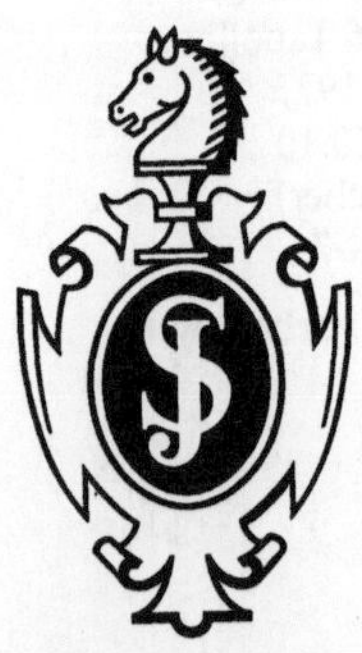

Springer-Verlag
Berlin
Heidelberg
New York